W0263042

Kinderanästhesie

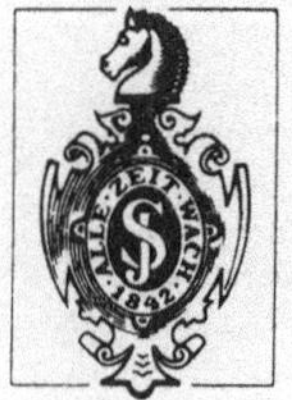

Kombinationsnarkosen im Kindesalter

Herausgegeben von W. Dick

Unter Mitarbeit von
H. Gervais und F. Mertzlufft

Mit Beiträgen von
K. van Ackern K.-H. Altemeyer U. Bauer-Miettinen
E. Breucking P. Dangel T. Fösel J. Hausdörfer
J. Holzki G. Kraus M. Semsroth H. Stopfkuchen

Mit 22 Abbildungen und 21 Tabellen

Springer-Verlag
Berlin Heidelberg New York Tokyo

Herausgeber:

Prof. Dr. med. Wolfgang Dick
Institut für Anästhesiologie der
Johannes Gutenberg-Universität Mainz
Langenbeckstraße 1, D-6500 Mainz

Mitarbeiter:

Dr. med. H. Gervais   Dr. med. F. Mertzlufft
Institut für Anästhesiologie der
Johannes Gutenberg-Universität Mainz
Langenbeckstraße 1, D-6500 Mainz

ISBN-13: 978-3-540-15937-7 Springer-Verlag Berlin Heidelberg New York Tokyo

CIP-Kurztitelaufnahme der Deutschen Bibliothek
Kombinationsnarkosen im Kindesalter / hrsg. von Wolfgang Dick. –
Berlin; Heidelberg; New York; Tokyo: Springer, 1986 (Kinderanästhesie)
ISBN 978-3-540-15937-7   ISBN 978-3-642-70806-0 (eBook)
DOI 10.1007/978-3-642-70806-0
NE: Dick, Wolfgang [Hrsg.]

Das Werk ist urheberrechtlich geschützt. Die dadurch begründeten Rechte, insbesondere die der Übersetzung, des Nachdrucks, der Entnahme von Abbildungen, der
Funksendung, der Wiedergabe auf photomechanischem oder ähnlichem Wege und
der Speicherung in Datenverarbeitungsanlagen bleiben, auch bei nur auszugsweiser
Verwertung, vorbehalten. Die Vergütungsansprüche des § 54, Abs. 2 UrhG werden
durch die „Verwertungsgesellschaft Wort", München, wahrgenommen.

© Springer-Verlag Berlin Heidelberg 1986

Die Wiedergabe von Gebrauchsnamen, Warenbezeichnungen usw. in diesem Werk
berechtigt auch ohne besondere Kennzeichnung nicht zu der Annahme, daß solche
Namen im Sinne der Warenzeichen- und Markenschutz-Gesetzgebung als frei zu be-
trachten wären und daher von jedermann benutzt werden dürften.

Produkthaftung: Für Angaben über Dosierungsanweisungen und Applikationsformen
kann vom Verlag keine Gewähr übernommen werden. Derartige Angaben müssen
vom jeweiligen Anwender im Einzelfall anhand anderer Literaturstellen auf ihre
Richtigkeit überprüft werden.

Vorwort

Diesem Büchlein über die balancierte, d.h. ausgewogene Anästhesie im Kindesalter liegt ein Symposium zugrunde, das im April '85 in Mainz stattfand. Es diente dem Ziel, den aktuellen Stand der verschiedenen Möglichkeiten von Kombinationsnarkosen im Kindesalter darzustellen und in jeweils 2 Paneldiskussionen ausführlich zu diskutieren.

Gerade die Kinderanästhesie hat lange Zeit der Anästhesietechnik – Mononarkose – den Vorzug vor einer ausgewogenen Kombination der verschiedensten Anästhetika und Anästhesieadjuvanzien gegeben. Hier und dort herrscht auch heute noch die Vorstellung, das Neugeborene und der junge Säugling hätten ein derart unentwickeltes Schmerzempfinden, daß eine regelrechte Anästhesie kaum nötig sei.

Die Herausgeber des Büchleins und die Autoren der Beiträge hoffen, mit dieser Bestandsaufnahme einen Beitrag zur Fortentwicklung der ausgewogenen Kombinationsnarkose für alle Altersstufen des Kindesalters leisten zu können.

Der Firma Abbott sei für die großzügige Unterstützung des Symposions und des Büchleins gedankt, dem Springer-Verlag für die stets ausgezeichnete Zusammenarbeit.

Mainz, im November 1985   *W. Dick*

Inhaltsverzeichnis

H. Stopfkuchen
Physiologische und pathophysiologische Aspekte des
Neugeborenenalters mit Bedeutung für die Anästhesie . . 1

U. Bauer-Miettinen
Risikoeinschätzung und Praxis der Prämedikation 9

G. Kraus
Kombinationsnarkosen mit intravenöser und rektaler
Einleitung 16

J. Hausdörfer
Kombinationsnarkosen mit Inhalationseinleitung
im Kindesalter 25

K.-H. Altemeyer, T. Fösel, S. Berg-Seiter und C. Wick
Besonderheiten der endotrachealen Intubation und der
Narkosesysteme 33

T. Fösel, K.-H. Altemeyer, S. Berg-Seiter, M. Schultz,
C. Wick und H. Heinrich
Intraoperatives Monitoring, postoperative Überwachung
und Antagonisierung 40

E. Breucking
Grundlagen der perioperativen Infusionstherapie 49

P. Dangel
Besonderheiten der Anästhesie beim Neugeborenen 57

J. Holzki
Besonderheiten der Anästhesie bei ambulanten Narkosen . 69

M. Semsroth, S. Duma und S. Fitzal
Besonderheiten bei Narkosen unter Notfallbedingungen . 74

K. van Ackern und M. Albrecht
Balancierte Anästhesie bei thoraxchirurgischen Eingriffen 80

Sachverzeichnis 95

Verzeichnis der Beitragsautoren

Prof. Dr. K. van Ackern
Institut für Anästhesiologie der Universität München
Innenstadtkliniken, Nußbaumstraße 20, D-8000 München

Priv.-Doz. Dr. K.-H. Altemeyer
Zentrum für Anästhesiologie, Klinikum der Universität Ulm
Steinhövelstraße 9, D-7900 Ulm

Dr. U. Bauer-Miettinen
Abteilung für Anästhesie, Kinderspital Basel, Römergasse 8
CH-4005 Basel

Dr. E. Breucking
Institut für Anästhesie, Kliniken der Stadt Wuppertal
Heusnerstraße 40, D-5600 Wuppertal 2

Dr. P. Dangel
Abteilung für Anästhesie, Kinderspital Zürich
Steinwiesstraße 75, CH-8032 Zürich

Dr. T. Fösel
Zentrum für Anästhesiologie, Klinikum der Universität Ulm
Steinhövelstraße 9, D-7900 Ulm

Prof. Dr. J. Hausdörfer
Anästhesiologie III (Klinikum Süd), Medizinische Hochschule
Hannover, Postfach 61 01 80, D-3000 Hannover 61

Dr. J. Holzki
Anästhesie-Abteilung, Städtisches Kinderkrankenhaus
Krankenanstalten der Stadt Köln, Amsterdamer Straße 59
D-5000 Köln 60

Dr. G. Kraus
Institut für Anästhesiologie der Universität
Erlangen-Nürnberg, Maximiliansplatz, D-8520 Erlangen

Dr. M. Semsroth
Klinik für Anästhesiologie und Allgemeine Intensivmedizin
der Universität Wien, Allgemeines Krankenhaus der Stadt
Wien, Spitalgasse 23, A-1090 Wien

Prof. Dr. H. Stopfkuchen
Kinderklinik und Kinderpoliklinik, Klinikum der Johannes
Gutenberg-Universität, Langenbeckstraße 1, D-6500 Mainz

Physiologische und pathophysiologische Aspekte des Neugeborenenalters mit Bedeutung für die Anästhesie

H. Stopfkuchen

Respiratorisches System

Intrauterine Lungenentwicklung

Die Entwicklung des Bronchialsystems beginnt ab der 4.–8. SSW. Bis zur 16. Woche ist der Bronchialbaum bis zu den terminalen Bronchiolen entwickelt. Danach erfolgt nur noch eine Ausweitung dieser Kanälchen. Die Alveolarentwicklung beginnt mit der 16. SSW, und zwar entstehen aus den terminalen Atemwegen Haufen von großen Sacculi (Vorläufer der Alveolen). Diese Sacculi sind umgeben von Gefäßen (Kapillaren) und dienen dem Gasaustausch. Erst nach der Geburt entwickeln sich diese Sacculi zu den echten Alveolen.

Auch die Zelldifferenzierung erfolgt zu unterschiedlichen Zeitpunkten. Ab der 12. SSW sind in den segmentalen Atemwegen Knorpel nachweisbar. Typ-II-Pneumozyten, die oberflächenaktive Phospholipide produzieren, erscheinen ab der 24. SSW.

Die präazinären Hauptarterien sind – wenn auch noch schmal – mit 15 Wochen angelegt. Mit 20 SSW weisen die Arterien ein gleiches Aufteilungsmuster auf wie beim Erwachsenen. Die kapillare Proliferation beginnt mit der 26.–28. SSW. Muskelzellen in den Gefäßwänden sind ab der 14. SSW nachweisbar, aber erst in der 23. Woche normal entwickelt. Die muskulären Arterien sind dicker als die entsprechenden beim Erwachsenen. Das Verhältnis von Alveolen zu intraazinären Arterien beim Neugeborenen beträgt 20:1, beim Erwachsenen 8:1. Die Lungenvenen sind zum Zeitpunkt der 20. SSW entwickelt [2, 5].

Respiratorische Übergangsphase bei Geburt. Während des Durchtritts des Kindes durch den Geburtskanal werden der Thorax und damit die Lungen komprimiert (Druck von 60–100 cm H_2O). Dadurch werden etwa 5–10 ml Trachealflüssigkeit exprimiert. Danach dehnt sich die Lunge passiv aus, wodurch Luft in die proximalen Atemwege gelangt. Im Anschluß daran sind negative intrapleurale Drücke von bis zu 80 cm H_2O erforderlich, um weitere, jetzt aktive Atemzüge durchzuführen. Diese Drücke fallen dann allmählich ab. Der zentrale Reiz für die erste Spontanatmung resultiert wohl aus einer Kombination aus Blutgasveränderung (pH-Abfall; pCO_2-Anstieg) und externen Reizen wie Kälte, Lärm etc. Mit Beginn der Entfaltung der Alveolen werden auch die Kapillaren eröffnet, d. h. der pulmonale Blutfluß nimmt zu. Der daraus resultierende $paCO_2$-Abfall und paO_2-Anstieg bedingen ein Nachlassen der Gefäßkonstriktion der Pulmonalgefäße, das wiederum den pulmonalen Blutfluß verstärkt. Durch den Wegfall der Plazentadurchblutung steigt die Nachlast des linken Ventrikels an. Dadurch erhöht sich der Druck im linken Vorhof und verschließt so das Foramen ovale; die Nachlast (Afterload) für den rechten Ventrikel fällt dabei ab. Der Ductus arteriosus Botalli verschließt sich unter dem Einfluß des paO_2-Anstiegs, aber wohl auch durch Einflüsse von vasoaktiven Substanzen wie Prostanoiden und Bradykininen. Während der ersten Stunden und Tage verbessert sich das zunächst stärker gestörte Ventilations-Perfusionsverhältnis (pulmonale Shunts: atelektatische Bezirke in der Lunge; kardiale Shunts: Ductus arteriosus Botalli). Daraus resultiert ein paO_2 des Neugeborenen von 60–90 mm Hg [2].

Lungenentwicklung nach der Geburt. Bei der Geburt ist das Muster der Bronchialaufzweigungen festgelegt. Nach der Geburt vermehren sich allerdings die Alveolen. Während bei der Geburt etwa 20–30 Mio. Sacculi vorhanden sind, beginnen sich nach der Geburt die eigentlichen Alveoli zu entwickeln. Dies geschieht aus den vorhandenen Sacculi, durch Sprossung sowie durch Neuwachstum von Ductus alveolares. Im Alter von 8 Jahren beträgt die Zahl der Alveolen 300 Mio. Danach nehmen die Alveolen nur noch an Größe zu. Auch Arterien wachsen nach der Geburt bis etwa zum 18. Lebensmonat.

Während beim Neugeborenen nur die Hälfte der bereits intraazinär gelegenen respiratorischen Bronchiolen von muskularisierten Gefäßen umgeben und die Alveolen frei von muskulären Arterien sind, schreitet die Muskularisierung der Arterien vom Zeitpunkt der Geburt an bis zum Adoleszentenalter weiter in die Peripherie bis um die Alveolen fort [2, 5].

Atemmechanik. Um einen Gasaustausch zu erzielen, müssen die Atemmuskeln statisch-elastische und dynamisch-resistive Kräfte überwinden. Die Elastizität der Lunge hängt ab von der Lungenstruktur (z. B. elastisches Gewebe), der Geometrie der Lufträume und der Oberflächenspannung der Alveolen. Neugeborene haben wenige elastische Fasern, insbesondere im Bereich der Alveolen bzw. Sacculi. Die elastischen Fasern nehmen erst mit zunehmendem Alter, und zwar bis zum 16. Lebensjahr zu. Danach erfolgt wieder eine allmähliche Rückbildung. Dementsprechend ist die spezifische Lungencompliance bei Neugeborenen und sehr alten Menschen schlecht. Dagegen ist die Thoraxwand des Neugeborenen extrem dehnbar und kann als rechnerische Größe bei den zu überwindenden Kräften beim Einatmen vernachlässigt werden. Da die Neugeborenenlunge wenig, die Thoraxwand aber sehr dehnbar ist, resultiert daraus in diesem Lebensalter eine geringe funktionelle Residualkapazität. Dies bedingt eine geringere Sauerstoffreserve bei fehlender Atmung. Der Atemwegswiderstand hängt ab von der Druckdifferenz über die leitenden Systeme, dem Gasflow, der Viskosität des Gases sowie vom Radius und der Länge des leitenden Sytems

$$\text{(bei laminarer Strömung: } R = \frac{8 \cdot L \cdot \eta}{\pi \cdot r^4}).$$

Bei turbulentem Gasstrom ist der Widerstand noch höher. Widerstandskräfte sind aber auch abhängig vom Lungenvolumen, und zwar umgekehrt proportional. Um also die Widerstände verschieden großer Lungen vergleichen zu können, wird das Reziprok des Widerstands, nämlich die Conductance mit der funktionellen Residualkapazität normalisiert (spezifische Conductance). Die spezifische Conductance ist in den kleinen Atemwegen junger Kinder (<5 Jahren) am geringsten (entspricht höchster Resistance) [2].

Beziehung zwischen Atemwegswiderstand und Compliance. Beide Größen bestimmen die Geschwindigkeit und das Ausmaß der Lungenbelüftung. Geschwindigkeit und Tiefe der Atembewegungen werden vom geringsten Energieaufwand kontrolliert. Das Atemminutenvolumen hängt von den metabolischen Erfordernissen ab, die Atemfrequenz von dem geringsten Energieaufwand. Daraus ergibt sich die günstigste Atemfrequenz bei Neugeborenen von 35–40/min und beim Erwachsenen von 12–16/min.

Respiratorische Kontrolle. Bei Neugeborenen führt eine Hypoxie zunächst zu einer Steigerung, dann zur Abnahme der Atmung. Dies ist bei Frühgeborenen noch stärker ausgeprägt. Dieses Verhalten ändert sich erst nach einigen Lebenswochen. Eine unregelmäßige Atmung im Sinne einer periodischen Atmung, wie sie insbesondere bei Frühgeborenen vorkommt, weist auf die Unreife der Medulla oblongata hin.

Ventilations-Perfusions-Verhältnis. Das Verhältnis von Ventilation zur Perfusion unmittelbar nach der Geburt liegt bei 0,4. Daraus resultiert ein paO_2 von 6,7–9,3 k Pa bei Neugeborenen (noch ausgeprägter bei Frühgeborenen).

Sauerstofftransport. Fetales Hämoglobin führt zu einer Linksverschiebung der Sauerstoffdissoziationskurve, d.h. die O_2-Sättigung bei einem pO_2 von 50 mm Hg ist niedriger als beim Vorliegen von adultem Hämoglobin. Damit ist es möglich, in utero auch bei niedrigen paO_2-Werten noch eine ausreichende Sättigung zu erzielen. Postpartal ist jedoch die Sauerstoffabgabe im Gewebe schlecht. Dem entgegen wirken Azidose und Hyperkapnie durch die Verschiebung der Sauerstoffdissoziationskurve nach rechts.

Pathologische Veränderungen bei der Entwicklung der Lunge

Art und Ausdehnung einer pathologischen Lungenentwicklung sind davon abhängig, zu welchem Zeitpunkt eine Schädigung auf die Lungenentwicklung einwirkt. Insbesondere ist es entscheidend, ob die Schädigung vor oder nach der 16. Woche erfolgt. Liegt der Zeitpunkt vor der 16. Woche, resultiert daraus eine Reduktion der Zahl der Atemwege, nach der 16. Woche lediglich eine Reduktion der Größe der Atemwege [5].

Kongenitale Zwerchfellhernie. Entwickelt sich die kongenitale Zwerchfellhernie vor der 16. SSW, wird die Zahl der Atemwege und der begleitenden Gefäße reduziert sein. Da die Störung aber bestehen bleibt, werden später auch die Größe der Atemwege sowie die Zahl der Alveolen (bis zur Geburt) reduziert sein. Aber auch die sich ab der 16. Woche normalerweise entwickelnden intraazinären Gefäße bleiben nach Zahl und Größe unterentwickelt. Die Wanddicke der Media nimmt ebenso zu wie die Ausbreitung der Muskulatur in die Peripherie. Darüber hinaus enthält die ipsilaterale Lunge weniger DNA und Phospholipide. Nach einem operativen Eingriff postpartal wird die Zahl der Atemwege nicht, die Zahl der Alveolen und der intraazinären Gefäße aber durchaus zunehmen. Es bleibt also ein Defizit an Alveolen und damit eine hypoplastische Lunge auf Dauer bestehen. Bleibend sind auch eine gestörte Perfusion (pulmonaler Hochdruck) durch die reduzierte Zahl an extraazinären Gefäßen, die stärkere Mediadicke und die periphere Muskularisierung.

Kongenitale zystische Lunge. Da die Veränderungen frühzeitig auftreten, sind sowohl Zahl und Größe der Bronchien als auch die der Sacculi und Alveolen reduziert.

Nierenagenesie (z. B. Potter-Sequenz). Sowohl verringerte Zahl von Atemwegen und Alveoli als auch Abnahme von Zahl und Größe der präazinären Arterien.

Kyphoskoliose. Entwickelt sich erst nach der Geburt und hemmt somit nur die Entwicklung von Zahl und Größe der Alveolen.

Kardiovaskuläres System

Strukturelle Entwicklung des Herzens. Bereits gegen Ende der 6. SSW ist die äußere Form des Herzens festgelegt. Die Zunahme der Myofibrillendichte und der Reifung ist aber erst mit dem Ende des 1. Lebensjahres abgeschlossen. Wegen der sehr intensiv ablaufenden Proteinsynthese enthalten die Myokardzellen von Feten und Neugeborenen vermehrt Kerne, Mitochondrien und endoplasmatisches Retikulum. Deshalb ist das Myokard in diesen Phasen steifer, d. h. weniger compliant.

Funktionelle Entwicklung der Zirkulation. Die Besonderheiten der fetalen Zirkulation lassen sich wie folgt zusammenfassen: Das eigentliche Atmungsorgan ist die Plazenta; sie stellt ein Niederdrucksystem dar und ist Ursache für den niedrigen intrauterinen systemischen Gefäßwiderstand. Die Lungendurchblutung beträgt nur etway 6% des Herzzeitvolumens, was auf den hohen pulmonalen Gefäßwiderstand zurückzuführen ist. Die beiden Herzkammern pumpen parallel, wobei der rechte Ventrikel ein größeres Schlagvolumen fördert als der linke. Der Fetus lebt in einer relativ hypoxischen Umgebung. Die Hypoxie wird durch ein relativ hohes Herzzeitvolumen sowie durch das Vorliegen von fetalem Hämoglobin, das eine hohe Affinität zum Sauerstoff besitzt, kompensiert. Shunts auf Vorhofebene, auf der Ebene des Ductus arteriosus Botalli und des Ductus venosus ermöglichen erst den intrauterinen Kreislauf.

Während bzw. unmittelbar nach der Geburt kommt es zu einem Abfall des pulmonalen Gefäßwiderstands und damit zu einer Zunahme des pulmonalen

Blutflusses. Im Gegensatz dazu steigt durch den Wegfall der Plazenta ebenfalls der Druck im linken Vorhof, wodurch es zu einem funktionellen Verschluß des Foramen ovale kommt. Durch einen Anstieg des paO_2 und durch vasoaktive Mediatoren wie Prostanoide und Kinine beginnt sich der Ductus arteriosus Botalli zu verschließen. Der funktionelle Verschluß erfolgt während der ersten 24–96 Lebensstunden, die anatomische Obliteration im Verlauf der folgenden Wochen. Der Ductus venosus verschließt sich passiv mit der Entfernung der Plazenta.

Diese zirkulatorischen Veränderungen unmittelbar nach der Geburt führen zu einer Volumen- und Druckbelastung des linken Ventrikels, während die Druckbelastung des rechten Ventrikels langsam abfällt. Dazu kommt ein erhöhter Sauerstoffverbrauch als Folge niedriger Umgebungstemperatur und des Vorliegens fetalen Hämoglobins, was ebenfalls z. T. durch eine entsprechende Anpassung des Systemflows kompensiert werden muß. Während sich beim Lammfetus ein gemeinsames Zeitvolumen von etwa 500 ml/kg/min ermitteln läßt (linker Ventrikel etwa 170 ml/kg/min, rechter Ventrikel etwa 330 ml/kg/min), fördert jeder Ventrikel für sich in der 1. postpartalen Lebenswoche 425 ml/kg/min (gemeinsam 850 ml/kg/min). Das bedeutet eine Steigerung des Herzzeitvolumens des linken Ventrikels um den Faktor 2, 5. Nach etwa 4 Wochen fallen bei den Lammfeten diese Werte leicht, nach 6 Wochen deutlich ab. Berücksichtigt man den gleichzeitigen Herzfrequenzabfall in den ersten Wochen, so ergibt sich dennoch ein höheres Schlagvolumen, verglichen mit einem späteren Zeitpunkt [1, 5].

Wie ist diese Steigerung der myokardialen Funktion beim Neugeborenen zu erklären? Tierexperimentelle Untersuchungen haben gezeigt, daß neugeborene Tiere ohne Einfluß von Anästhetika bessere Kontraktilitätsindizes aufweisen als Feten und ältere Tiere. Das Myokard befindet sich in einem kaum mehr zu steigernden hohen Funktionszustand. Diese Steigerung der Inotropie des Myokards beginnt unmittelbar mit der Geburt, obwohl bekannt ist, daß die physiologischen Eigenschaften des Neugeborenenmyokards wegen des Mangels an kontraktilem Material im Myokard unreif, d. h. schlecht sind. Wodurch letztlich das neugeborene Myokard in einen so hohen Funktionszustand versetzt werden kann, ist bislang nicht sicher geklärt.

Während also günstigere Kontraktilitätsindizes zu einer Steigerung der myokardialen Funktion beim Neugeborenen beitragen können, dürfte der Einfluß der Preload keine wesentliche Rolle spielen. Die von Frank und Starling formulierte Gesetzmäßigkeit der Abhängigkeit der Spannungsentwicklung von der Vordehnung einer Muskelfaser gilt zwar auch für den Zeitabschnitt des Übergangs vom intra- zum extrauterinen Leben, spielt aber quantitativ zu diesem Zeitpunkt keine dominierende Rolle. Das Herz eines neugeborenen Tiers arbeitet bereits im Spitzenbereich der Frank-Starling-Funktionskurve und ist damit nicht mehr steigerbar. Dies ist wahrscheinlich auf die schlechte Compliance des Neugeborenenmyokards zurückzuführen. Dies bedeutet übrigens auch, daß das gesunde Neugeborenenherz auf eine akute Volumenbelastung schlecht reagieren wird.

Von den weiteren für die Myokardfunktion entscheidenden Größen übt die Erhöhung der Afterload einen besonders ungünstigen Effekt auf die Myokardfunktion des Neugeborenen aus. Ein Anstieg der Herzfrequenz bis auf Werte um 180/min werden dagegen gut toleriert.

Flüssigkeits- und Elektrolythaushalt

Flüssigkeitsräume

In der 24. SSW besteht der Fetus zu 89% aus Wasser. Dieser Prozentsatz fällt bis zur Geburt auf 78% ab. Diese intrauterine Abnahme geht mit einer Zunahme des Fettgewebes einher. In den ersten 5 Tagen nach der Geburt ist ein weiteres Absinken des Gesamtkörperwassers auf 73% des Körpergewichts zu verzeichnen. Am Ende des 1. Lebensjahrs werden mit 65% fast Erwachsenenwerte erreicht (60%).

Parallel zum Gesamtkörperwasser fällt der prozentuale Anteil des extrazellulären Wassers ab, und zwar von 60% des Körpergewichts in der 24. SSW auf 45% zum Zeitpunkt der Geburt. Dieser Abfall setzt sich auch postpartal (in den ersten 3 Tagen auf 40%) fort und erreicht am Ende des 1. Lebensjahrs mit 25% nahezu Erwachsenenwerte.

Demgegenüber nimmt intrauterin der Anteil des intrazellulären Wassers von 25% Körpergewichts in der 24. SSW auf 33% zum Geburtstermin zu. Bereits 2 Monate postpartal wird der Erwachsenenwert von 44% des Körpergewichts erreicht.

Bei einem Frühgeborenen in der 30. SSW mit einem extrazellulären Wasseranteil von 50% findet sich 7 Tage nach der Geburt ebenfalls ein Anteil von 40% wie bei Reifgeborenen. Das Frühgeborene muß nach der Geburt zusätzlich zur Anpassung an das extrauterine Leben auch die üblicherweise intrauterin sich entwickelnden Funktionsprozesse rasch nachholen. Es kommt also bei Frühgeborenen zu einer massiven Diurese und Natriurese. Diese kann allerdings durch eine zu große parenterale Flüssigkeitszufuhr verhindert werden.

Veränderungen der Flüssigkeitsräume erfolgen postpartal über die diuretischen und natriuretischen Effekte der Nieren. Dabei spielen zwei Größen eine entscheidende Rolle: die glomeruläre Filtrationsrate (GFR) und die tubuläre Funktion.

Funktionelle Entwicklung der Niere. Die glomeruläre Filtrationsrate nimmt von der 28. bis zur 35. SSW stark zu. Bei der Geburt (reifes Kind) berägt die GFR 10/min/m^2 KOF. Nach 2 Wochen liegt dieser Wert bereits bei 20 ml/min/m^2. Diese relative Zunahme erfolgt auch bei Frühgeborenen, wenn auch von einem niedrigeren Niveau aus (7 ml/min/m^2). Diese niedrigen GFR, insbesondere bei Frühgeborenen, erfordern eine Dosisanpassung bei Medikamenten, die vorwiegend durch glomeruläre Filtration ausgeschieden werden, z.B. Aminoglykoside und Furosemid. Bei letzterem kann man deshalb eine Verzögerung des Wirkungsbeginns, eine Verzögerung der Diuresespitze, eine Verlängerung der Wirkungsdauer sowie eine große Variabilität der Reaktionen beobachten [4].

Die Auswirkung der niedrigen GFR wird ausgeglichen durch die Effekte der tubulären Funktion, d. h. die schlechte Konzentrierungskapazität der Neugeborenenniere.

Auch die tubuläre Funktion ist bei der Geburt noch unreif. Die Urinosmolarität kann zwischen 40 mosmol/l und 700–800 mosmol/l variieren. Frühgeborene erreichen höchstens Werte von 600–700 mosmol/l. Bei älteren Kindern und Erwachsenen finden sich dagegen Werte zwischen 70 und 1200 mosmol/l. Die Konzentrationsleistung der Niere ist also bei Früh- und Neugeborenen reduziert. Adiuretin (ADH) wird zwar in ausreichender Menge produziert, man muß jedoch davon ausgehen, daß die Sammelrohre in dieser Altersgruppe auf ADH weniger gut ansprechen. Dagegen verfügt das Früh- und Reifgeborene über eine sehr gute Wasserclearance. Hohe Wasserzufuhr wird ab dem 4. Lebenstag gut toleriert, d. h. es wird viel ausgeschieden [4].

Natriumrückresorption. Das Reifgeborene kann Natrium in gleicher Weise in der Niere retinieren wie der Erwachsene, vorausgesetzt es besteht eine negative Natriumbilanz. Bei einem Überangebot an Natrium ist das Reifgeborene aber nicht in der Lage, vermehrt Natrium auszuscheiden. Es besteht deshalb die Gefahr der Überladung mit Natrium. Gleiches gilt für das Frühgeborene, bei dem jedoch in den beiden ersten Lebenswochen eine geringere basale Natriumrückresorption zu beobachten ist. Frühgeborene, insbesondere vor der 32. SSW, scheiden in den beiden ersten Wochen postpartal viel Natrium aus (Feten in utero: 8–15% des gefilderten Natriums; Frühgeborene <33 SSW: 3–9%; Reifgeborene am 3. Lebenstag: 1%). Eine der Ursachen für die geringere Natriumrückresorption bei den Frühgeborenen ist das verminderte Ansprechen der distalen Tubili auf Aldosteron, das an sich in hoher Konzentration vorliegt. Der Reifungsprozeß bis zur adäquaten Rückresorption ist abhängig von der Schwangerschaftswoche und vom postpartalen Alter: bei 27–29 SSW dauert dieser Prozeß 14 Tage, bei 33–35 SSW 4–5 Tage und bei einem Gestationsalter von über 36 SSW 3 Tage [4, 9].

Flüssigkeitstherapie. Die Berechnung der Flüssigkeitszufuhr muß die Wasserverluste in Form der Perspiratio insensibilis, über die Nieren, den Stuhl und das für das Wachstum notwendige Wasser berücksichtigen.

Perspiratio insensibilis: Der über die Atemwege abgegebene Anteil der Perspiratio insensibilis kann bei nicht beatmeten Früh- und Reifgeborenen mit 5 ml/kg/24 h angenommen werden. Der transepitheliale Anteil dagegen zeigt eine deutliche Abhängigkeit vom Gestationsalter und vom postpartalen Alter. Je kleiner das Frühgeborene, desto höher ist dieser transepitheliale Anteil der Perspiratio insensibilis. Bei einem Frühgeborenen mit einem Gestationsalter von 25–27 Wochen nimmt der unsichtbare Wasserverlust über die Haut vom 1. bis zum 28. Lebenstag von 129 ml/kg/Tag auf 24 ml/kg/Tag ab. Bei reifgeborenen Kindern bleibt dieser Wert vom 1. bis zum 28. Lebenstag mit 7 ml/kg/Tag nahezu konstant. Darüber hinaus zeigt der transepitheliale Wasserverlust aber auch eine hohe Variabilität aufgrund von exogenen Einflüssen wie der Phototherapie, dem Einsatz von Wärmestrahlern, der Luftfeuchtigkeit und der Verwendung von Plastikhauben.

Renale Wasserverluste: Die Berechnung der Wassermengen, die benötigt werden, um die Ausscheidungsfunktion der Nieren aufrecht zu erhalten, muß die Menge der im Urin gelösten Substanzen und die Konzentrationsfähigkeit der Nieren berücksichtigen. Da aber die Menge der gelösten Substanzen sehr variabel ist, sind nur Anhaltszahlen möglich: 60 ml/kg/24 h in der 1. Woche, 70 ml/kg/24 h in der 2. Woche und 80 ml/kg/24 h in der 3. Lebenswoche.

Wasserverlust über den Stuhl: Die Wasserabgabe mit dem Stuhl wird mit etwa 5–10 ml/kg angenommen. Allerdings ist dieser Wert stark von der oralen Nahrungsaufnahme sowie von der Darmfunktion abhängig.

Wasserbedarf für das Wachstum: Eine zusätzliche Zufuhr von Wasser für das Wachstum wird erst nach Ende der 1. Lebenswoche erforderlich. Bis dahin erfolgt die physiologische Gewichtsabnahme durch Abnahme des extrazellulären Wassers. Für das Wachstum sind etwa 10–15 ml/kg/24 h Wasser erforderlich.

Elektrolytsubstitution. Die initiale Natriumzufuhr muß um so größer sein, je unreifer das Neugeborene ist: 4–5 mEq/kg/24 h Natrium bei Frühgeborenen jünger als 32 SSW; 3 mEq/kg 24 h Natrium bei Frühgeborenen jenseits der 32. SSW und 2 mEq/kg/24 h Natrium bei reifen Neugeborenen.

Die Kaliumsubstitution sollte mit 1–2 mEq/kg/24 h einsetzen, sobald eine zufriedenstellende Urinproduktion erreicht ist.

Literatur

1. Berman W, Musselman J (1979) Myocardial performance in the newborn lamb. Am J Physiol 237(1):H66–H70
2. Crone RK (1984) Pediatric critical care: supporting the developing organ system. The Society of Critical Care Medicine (Critical care – state of the art, vol 5)
3. Gilbert RD (1980) Control of fetal cardiac output during changes in blood volume. Am J Physiol 238:H80–H86
4. Guignard HP, Lauener PA (1984) Regulation des Flüssigkeits- und Elektrolyt-Haushalts durch die Nieren. In: Duc DC (Hrsg) Workshop für Neonatologen. Vieweg, Braunschweig, S 28
5. Inselman LS, Mellins RB (1981) Growth and devolopment of the lung. J Pediatr 98(1):1
6. Klopfenstein HS, Rudolph A (1978) Postnatal changes in the circulation and responses to volume loading in sheep. Circ Res 42(6):839
7. Okken A (1984) Körperzusammensetzung. In: Duc DC (Hrsg) Workshop für Neonatologen. Vieweg, Braunschweig, S 15
8. Riemenschneider TA, Brenner RA, Mason DT (1981) Maturational changes in myocardial contractile state of newborn lambs. Pediatr Res 15:349
9. Shaw JCL, Hamilton CM, Rees L, Forshing M (1984) Natrium- und Wasserhaushalt bei Frühgeborenen während der ersten Lebenswoche. In: Duc DC (Hrsg) Workshop für Neonatologen. Vieweg, Braunschweig, S 80
10. Versmold HT, Linderkamp O (1984) Flüssigkeitsbedarf des sehr kleinen Frühgeborenen. In: Duc DC (Hrsg) Workshop für Neonatologen. Vieweg, Braunschweig, S 53

Risikoeinschätzung und Praxis der Prämedikation

U. Bauer-Miettinen

Eine Anästhesie ist selten ein Therapeutikum und bietet gemäß der landläufigen Meinung für den Patienten keinen direkten Nutzen. Vermutlich gerade deshalb wird sowohl von Laien als auch von Ärzten ein besonders kritisches Augenmerk auf das Anästhesierisiko gerichtet. Gar nicht selten erkundigen sich die durch Massenmedien „informierten" Eltern beim Vorbesuch über mögliche nachteilige Folgen der Anästhesie für ihr Kind; ein besonders ängstlicher und entsprechend aggressiver Vater fragte mich kürzlich direkt, wieviele Narkosetodesfälle wir jährlich zu verzeichnen hätten – er brachte seinen gesunden Sprößling für eine Leistenhernienoperation ins Krankenhaus.

Für die Risikoeinschätzung sowie zwecks sinnvoller Komplikationsprophylaxe wären Kenntnisse über Häufigkeit, Merkmale und Ursachen schwerwiegender Anästhesiezwischenfälle für uns von größtem Interesse. Die diesbezüglichen internationalen Statistiken liefern uns aber Daten, deren Genauigkeit und Aussagekraft aus mehreren Gründen fraglich erscheinen: Es handelt sich um großangelegte Studien, die in bezug auf Patientengut, Operationsmethoden und Anästhesieverfahren erhebliche Variationen aufweisen. Damit genügend Daten akkumuliert werden können, müssen Studien über Jahre ausgedehnt werden, zudem sind sie meistens retrospektiv durchgeführt worden. Im Laufe der Jahre ändern sich aber unsere Anästhesieverfahren, neue Erkenntnisse werden erworben und neue Mittel eingeführt; einige Ursachen früherer Zwischenfälle werden mit der Zeit eliminiert. Schließlich wird ein Anästhesietodesfall oder eine mit der Anästhesie zusammenhängende Komplikation in verschiedenen Studien unterschiedlich definiert. Auch die Altersaufteilung der Patienten ist nicht einheitlich, sie macht Vergleiche in bezug auf Kinder praktisch unmöglich [3, 4, 9]. Einige Autoren berücksichtigen Patienten im Alter von weniger als 10 Jahren, andere wiederum setzen die Grenze bei 16 oder 20 Jahren.

Obwohl solche Daten nichts zur Risikoeinschätzung für den individuellen Patienten beitragen und der Wert einer Risikovoraussage in der Anästhesie kaum je geprüft oder nachgewiesen wurde, scheinen mir einige Faktoren besondere Beachtung zu verdienen: der präoperative Zustand des Patienten, sein Alter und die Art der bevorstehenden Operation. Es wäre für uns einfach und für den Laien verständlicher, wenn wir anhand dieser Kriterien eine anästhesiologische Risikoprognose stellen könnten. Marx et al. in New York [12] konnten tatsächlich 1973 anhand einer Statistik über 34 145 Patienten demonstrieren, daß der wichtigste mit der Anästhesiemortalität assoziierte Faktor der präoperative Status des Patienten ist, und zwar altersunabhängig. Der prozentuale Anteil tödlicher Anästhesiezwischenfälle war am höchsten bei Patienten, die präoperativ ernsthafte Begleiterkrankungen und einen schwer beeinträchtigten Allgemeinzustand aufwiesen, bei Patienten also, die präoperativ den durch die American Society of Anesthesiologists definierten Risikogruppen III–V zugeordnet werden. Die Korrelation zwischen Mortalität und Patientenstatus war in allen Altersgruppen sichtbar, inklusive Säuglinge. Die geringste Mortalität wurde in Gruppen zwischen dem 1. und 30. Lebensjahr und die höchste nach dem 80. Lebensjahr beobachtet. Die Mortalität im 1. Lebensjahr entsprach derjenigen im 4. Lebensjahrzehnt; die Hälfte dieser Todesfälle resultierte aber aus kongenitalen Anomalien. Auch hier war der Schweregrad der Grundkrankheit, nicht das Alter, maßgebend. Diese Statistik stimmt den Kinderanästhesisten recht zuversichtlich; wir dürfen aber nicht ignorieren, daß auch gesunde Kinder und Jugendliche Opfer von Anästhesiezwischenfällen sind [14].

Nach der älteren Baltimore-Studie aus den Jahren 1953–1963 entfielen mehr als die Hälfte (57%) der Anästhesietodesfälle auf gesunde Kinder; der präoperative Status war dort kein empfindlicher Indikator für die anästhesiologische Prognose [5]. Aus dem Schweregrad der Operation kann laut der erwähnten Studie keine Prognose für den Verlauf der Anästhesie bei Kindern abgeleitet werden. Die Tonsillektomie, bei Kindern ein häufiger und noch allzuoft bagatellisierter Eingriff, steht zuoberst auf der Liste von Operationen mit Anästhesietodesfällen, an zweiter Stelle folgen die kardiochirurgischen Eingriffe.

Zwei neuere Studien seien dieser Statistik gegenübergestellt: eine von Smith u. Petrusack [17] aus dem Jahre 1974 in Pittsburgh über 42000 Tonsillektomien – die Mehrzahl wurde bei Kindern durchgeführt – eine weitere von Hickey et al. [7] in Boston, die ein Patientengut von 500 wegen kongenitaler Herzvitien operierten Kindern analysiert. In beiden Untersuchungen konnte kein einziger Anästhesietodesfall vorgewiesen werden, die Mortalität war gleich 0. Also bestand auch hier scheinbar kein Zusammenhang zwischen dem Schweregrad des Eingriffs und dem Anästhesierisiko. Aus solchen Angaben aus neueren Statistiken dürfen wir ableiten, daß das Anästhesierisiko bei Kindern – wie auch bei Erwachsenen – in den letzten 2 Jahrzehnten geringer geworden ist. Laut Gregory sind aber genaue Zahlen über Anästhesietodesfälle bei Kindern heute nach wie vor unbekannt; nach seiner Schätzung beträgt die Mortalität 1 auf 1000–2000 Anästhesien [6], eine Zahl, die allerdings meinen eigenen Erfahrungen widerspricht. Es ist leider eine uns allen bekannte Tatsache, daß Anästhesiezwischenfälle mit tödlichem Ausgang bzw. schweren gesundheitlichen Folgen bei Kindern immer wieder vorkommen. Weisen denn diese Zwischenfälle gewisse für Kinder typische Merkmale auf? Auf welche Ursachen sind sie beim heutigen Fortschritt der Anästhesie schließlich noch zurückzuführen?

Salem et al. [15] haben 1975 die Resultate einer multizentrischen Studie (7 bekannte amerikanische Institutionen) über Herzstillstand bei Kindern während der Anästhesie publiziert, in der sie die Häufigkeit der Zwischenfälle unberücksichtigt lassen, dafür ihren Mechanismen und Ursachen auf den Grund gehen. Zwei Hauptkategorien sind ersichtlich: die kardiovaskulären und die respiratorischen Faktoren. Unter den erstgenannten wurden u. a. unterschätzter Blutverlust, Unfähigkeit, die Volumensubstitution mangels adäquatem Venenzugang durchzuführen, zu wenig beachtete präoperative Anämie, unsachge-

mäße Verabreichung von Succinylcholin und Überdosierung von Inhalationsanästhetika mit anschließender Kreislaufdepression beobachtet.

Bei den respiratorischen Faktoren wird während der Einleitung u. a. folgendes aufgeführt: Atemwegsobstruktion, Laryngospasmus, Aspiration, Intuba-
tionsschwierigkeiten. Während der Anästhesie kam es zu folgenden Zwischenfällen: technische Probleme, Hypoventilation, akzidentelle Extubation, Obstruktion des Endotrachealtubus. In der Aufwachphase und danach waren
Ateminsuffizienz aus verschiedenen Gründen sowie Hypoventilation ebenfalls
die häufigsten Ursachen des Kreislaufstillstands.

Das Fazit der Autoren aus dieser Studie: Die meisten Komplikationen wären vermeidbar gewesen. Sie waren teilweise technischer Art, in der Mehrzahl
aber auf mangelnde Erfahrung und Unkenntnis der Besonderheiten des Kindesalters zurückzuführen, die für den Anästhesisten bei der Betreuung dieser
Patientengruppe von Bedeutung sind. Ich möchte nur 2 Komplikationen her-
vorheben, denen Kinder nachgewiesenermaßen häufiger ausgesetzt sind als Erwachsene oder die im Kindesalter besonders schwerwiegende Folgen haben
können: Laryngospasmus und Aspiration.

Olsson u. Hallen in Stockholm [13] haben in einer umfassenden Studie die
Häufigkeit des perioperativen Laryngospasmus analysiert; sie betrug im Ge-
samtkrankengut 8,7 pro 1000 Patienten, war aber bei Kindern unter 9 Jahren
signifikant höher: 17,4 pro 1000. Die Frequenz war besonders alarmierend
beim Vorhandensein einer Atemwegsinfektion: 96 pro 1000 Kinder. Laryngospasmus trat ebenfalls häufig bei Säuglingen unter 3 Monaten auf.

Daß die Aspiration, auch bei nüchternem Magen, bei Kindern ein besonders
gefährliches Ereignis ist, wurde erneut in einer Arbeit aus Boston demonstriert
[11]: Bei 60% der Patienten unter 12 Jahren wurden bei der Narkoseeinleitung
sowohl ein Säuregrad von unter pH 2,5 als auch ein Magensaftvolumen von
mehr als 0,4 ml/kg festgestellt, bei 92% der Kinder lag der pH des Magensafts
unter dem kritischen Wert von 2,5. Ob eine Aspirationsprophylaxe mit Pharmaka bei Kindern routinemäßig durchgeführt werden sollte, bleibt noch offen.
Es ist bekannt, daß die Anticholinergika Atropin und noch effektiver das Glykopyrrolat präoperativ bei Kindern sowohl das Volumen als auch die Azidität
selektiv reduzieren [15].

Zwischen der Praxis der Prämedikation und dem Anästhesierisiko besteht
ein gewisser Zusammenhang. Eine individuelle Prämedikation setzt voraus,
daß der Anästhesist über die Anamnese und den Zustand des Patienten orien-
tiert ist – ein erster Schritt zur Verhütung von Zwischenfällen. Eine maßge-
schneiderte Prämedikation verlangt aber eine Diversifikation der Methoden,
was wiederum in Krankenhäusern mit wenig pädiatrischen Patienten eine neue
Komplikationsquelle schaffen könnte: Die verschiedenen Techniken werden
zu selten praktiziert, um eine genügende Sicherheit in deren Handhabung zu
erreichen.

Für die Gestaltung der Prämedikation für Kinder sind m. E. einige wenige
praxisorientierte Richtlinien notwendig, die aber von allen Beteiligten konse-
quent eingehalten werden müssen. Es wird dann möglich, die Prämedikation
für die verschiedenen Altersstufen mit einigen wenigen Mitteln und Methoden
durchzuführen, die bald auch für das Pflegepersonal zur Routine werden.

Die Wahl der Prämedikation beruht hauptsächlich auf folgenden Überlegungen:

- Wird der Patient stationär, als Tagespatient oder ambulant betreut? Der ambulante Patient muß 2–4 h nach dem Eingriff entlassungsfähig sein. Ein Tagespatient trifft wie ein ambulanter am Morgen des Operationstags nüchtern ein, wird aber erst abends entlassen.
- Handelt es sich um einen Wahl- oder Notfalleingriff?
- Wie alt ist der Patient?
- Können wir mit seiner Kooperation rechnen?
- Hat der Patient Erfahrung mit früheren Anästhesien? Welche Art der Einleitung wird er freiwillig akzeptieren?
- Ist eine intravenöse oder eine Inhalationseinleitung geplant?

Der Verabreichungsmodus der Prämedikation ergibt sich aus Tabelle 1. Die Klammern bedeuten, daß die bezeichnete Verabreichungsart bei uns eher ausnahmsweise und nicht routinemäßig praktiziert wird.

Keine Prämedikation wird kooperativen größeren Kindern und Jugendlichen gegeben, wenn sie ambulant oder als Tagespatient behandelt werden und wenn eine i.v.-Einleitung möglich ist. Gleiches gilt für Notfallpatienten in dieser Altersgruppe, die keine Analgesie benötigen.

Intravenös werden nicht nüchterne Notfallpatienten prämediziert, wenn eine Infusion schon bei der Einlieferung gelegt wurde oder der Patient wegen Schmerzen oder Angst eine Analgesie bzw. Sedation braucht.

Midazolam in niedriger Dosierung eignet sich sehr gut zur Sedation; als Analgetikum wird bei uns häufig Pentazocin verabreicht. Ein Blutdruckabfall ist mit diesem sympathomimetischen Mittel nicht zu befürchten, die sedative Wirkung ist gering, dafür kommt es oft zu euphorischer Stimmungslage.

Intramuskulär werden stationäre Patienten heute in den seltensten Fällen prämediziert: nur Kleinkinder oder Säuglinge, die ein orales Medikament nicht akzeptieren oder es sofort ausspucken; ferner notfallmäßig eingelieferte Klein- und Vorschulkinder in gutem Allgemeinzustand, bei denen eine Wartezeit vor dem Eingriff von 30–60 min akzeptabel oder sogar erwünscht ist (Röntgen, Suche und Information der Eltern etc.). Wir empfehlen seit über 20 Jahren das Neuroleptikum Chlorprothixen, das einen zuverlässigen schlafinduzierenden

Tabelle 1. Verabreichungsmodus der Prämedikation

Patientenkategorie	Keine	i.v.	i.m.	Oral	Rektal	Basisnarkose rektal, i.m.
Stationär			(+)	+	(+)	(+)
Tagespatient	(+)		(+)	(+)	(+)	+
Ambulant	+					+
Notfall, keine Nahrungskarenz	+	+	+			

Effekt aufweist und die Wirkung von Anästhetika und Analgetika potenziert [1]. Wenn ein Analgetikazusatz notwendig erscheint, sollen deshalb beide Mittel unbedingt in erheblich reduzierter Dosierung verabreicht werden.

Oral werden praktisch alle nüchternen stationären Patienten von ca. 2 Jahren aufwärts prämediziert, ebenfalls Tagespatienten, sofern präoperativ 90 min für den Wirkungseintritt de Medikaments zur Verfügung stehen. Durch orale Dosen von Chlorprothixen 1,5 mg/kg wird eine dem i.m.-Verabreichungsmodus ebenbürtige Sedation erzielt [1]. Daß die Flüssigkeitskarenz durch orale Prämedikation nicht tangiert wird, ist heute durch zahlreiche Studien, auch in bezug auf Chlorprothixen bei Kindern (durch Hirlinger, Dick et al. [8]), belegt worden.

Midazolam, das leider nicht als Tropfenlösung erhältlich ist, kann ab ca. 6 Jahren aufwärts in Tablettenform verabreicht werden [16]. Die Wirkung weist, wie auch bei Diazepam, erhebliche individuelle Variationen auf. Eine leichte bis mäßige Sedation mit Amnesie ist die Regel [16].

Rektale Prämedikation ist bei uns selten. In den letzten Monaten ist unser Interesse dafür wieder erwacht, nachdem wir durch die rektale Verabreichung von Midazolam bei Kleinkindern recht ermutigende Resultate erzielt haben. Beim Verabreichen von 2 verschiedenen Dosierungen, 0,5 bzw. 0,75 mg/kg, konnten wir keine signifikanten Unterschiede in bezug auf Wirkungsqualität und -intensität beobachten.

Die sog. *rektale oder intramuskuläre „Basisnarkose"* mit Barbituraten eignet sich bestens zur Narkoseeinleitung eines unkooperativen Kleinkinds in den Armen der Mutter außerhalb des Operationstraks [10]. Es handelt sich nicht um eine Prämedikation, sondern um eine eigentliche Narkoseeinleitung, die stets vom Anästhesisten durchzuführen ist.

Von den kurzwirkenden Barbituraten Thiopental bzw. Methohexital muß jeweils eine konzentrierte 10%ige Lösung speziell zubereitet werden. Eine gewisse Unannehmlichkeit der Methode: Es kommt häufig zu Defäkation. Wenn

Tabelle 2. Prämedikation mit Chlorprothixen, Midazolam und Pentazocin

Intravenös	*Intramuskulär*
Midazolam 0,05–0,15 mg/kg	Wahleingriff:
Pentazocin 0,3–0,5 mg/kg	Chlorprothixen 1 mg/kg, max. 30 mg
	Notfallpatient mit Schmerzen:
	Chlorprothixen 0,5 mg/kg, max. 15 mg
	⎰ Pentazocin 0,3–0,5 mg/kg, max. 30 mg
	⎱ 30–60 min vor Narkosebeginn
Oral	*Rektal*
Wahleingriff:	Midazolam 0,75 kg
ab ca. 2 J.	verdünnt auf 1,5 mg/ml
Chlorprothixen 1,5 mg/kg, max. 44 mg	15 min vor Narkosebeginn
Midazolam	
6–12 J. 7,5 mg = ½ Tbl.	
> 12 J. 15 mg = 1 Tbl.	
90 min vor Narkosebeginn	

Tabelle 3. Basisnarkose mit Thiopental und Methohexital

Rektal	
Thiopental	40 mg/kg, max. 1 g
	10% Lösung, 100 mg/ml
Methohexital	25–30 mg/kg, max. 750 mg
	10% Lösung, 100 mg/ml
Intramuskulär	
Methohexital	5 mg/kg, max. 150 mg
	5% Lösung, 50 mg/ml

ein agitiertes Kleinkind sich mit Schreien und Strampeln gegen jegliche Annäherung des Anästhesisten wehrt, halte ich eine schnelle i.m.-Injektion von Methohexital, in diesem Fall als 5%ige Lösung, für eine akzeptable und wenig schmerzhafte Einleitungsmethode [2]. Anschließend wird die Anästhesie beim schlafenden oder stark sedierten Kind durch Inhalation weitergeführt.

Die Dosierung der Medikamente ist aus den Tabellen 2 und 3 ersichtlich.

Unsere Grundregel für die Verabreichung von Atropin lautet: Wenn eine Inhalationsanästhesie bei einem Kleinkind geplant ist, wird Atropin schon vorher in der Prämedikation gegeben, sonst intravenös nach erfolgter Venenpunktion.

Ich bin der Ansicht, daß eine dem jeweiligen Kind angepaßte Prämedikation einen wichtigen „Antistreßfaktor" sowohl für den kleinen Patienten als auch für den Anästhesisten darstellt. Auch dieser Aspekt zur Verminderung des Anästhesierisikos bei Kindern sollte nicht unberücksichtigt bleiben.

Literatur

1. Bauer-Miettinen U, Horazdovsky-Nabak R (1975) Chlorprothixen als Prämedikation bei Kindern: Orale contra intramuskuläre Verabreichung. Anaesthesist 24:354–360
2. Bauer-Miettinen U, Palas T (1980) Narkoseeinleitung bei Kindern durch intramuskuläre Verabreichung von Methohexital. Anaesth Intensivther Notfallmed 15:237–241
3. Beecher HK, Todd DP (1954) A study of the deaths associated with anesthesia and surgery. Annals Surg 140:2–34
4. Clifton BS, Hotten WJT (1963) Deaths associated with anaesthesia. Br J Anaesth 35:250–259
5. Graff TD, Philips OC, Benson DW, Kelley E (1964) Baltimore Anesthesia Study Committee: Factors in pediatric anesthesia mortality. Anesth Analg (Cleve) 43:407–414
6. Gregory GA (1983) Pediatric anesthesia, vol 1. Churchill Livingstone, New York
7. Hickey PR, Hansen DD, Norwood WI, Castaneda AR (1984) Anesthetic complications in surgery for congenital heart disease. Anesth Analg (Cleve) 63:657–664
8. Hirlinger WK, Dick W, Mehrkens HH, Lehmann M (1984) Vergleichende klinische Untersuchungen zur parenteralen und oralen Prämedikation im Kindesalter unter besonderer Berücksichtigung der Magensaftmenge und Azidität. Anaesthesist 33:39ff
9. Hovi-Viander M (1980) Death associated with anaesthesia in Finland. Br J Anaesth 52:483–489
10. Kraus G, Frank S, Knoll R, Prestele H (1984) Pharmakokinetische Untersuchungen nach intravenöser, intramuskulärer und rektaler Applikation von Methohexital bei Kindern. Anaesthesist 33:266–271

11. Manchikanti L, Colliver JA, Marrero TC, Roush JR (1985) Assessment of age-related acid aspiration risk factors in pediatric, adult and geriatric patients. Anesth Analg 64:11–17
12. Marx GF, Mateo CV, Orkin LR (1973) Computer analysis of postanesthetic deaths. Anesthesiology 39:54–58
13. Olsson GL, Hallen B (1984) Laryngospasm during anaesthesia. A computer-aided incidence study in 136929 patients. Acta Anaesthesiol Scand 28:567–575
14. Salem MR, Bennett EJ, Schweiss JF, Baraka A, Dalal FY, Collins VJ (1975) Cardiac arrest related to anesthesia. JAMA 233:238–241
15. Salem MR, Wong AY, Mani M, Bennett EJ, Toyama T (1976) Premedicant drugs and gastric juice ph and volume in pediatric patients. Anesthesiology 44:216–219
16. Sjövall S, Kanto J, Iisalo E, Himberg JJ, Kangas L (1984) Midazolam versus atropine plus pethidine as premedication in children. Anaesthesia 39:224–228
17. Smith RB, Petrusack J (1974) Tonsillectomy mortality. JAMA 227:557–559

Kombinationsnarkosen mit intravenöser und rektaler Einleitung

G. Kraus

Die klinische Einführung der Barbiturate und der spezifischen Muskelrelaxanzien in den 30iger und 40iger Jahren, sowie die Entwicklung moderner Inhalationsnarkotika beginnend mit dem Halothan und die Anwendung hochpotenter Opioide seit Ende der 50er Jahre sind Meilensteine auf dem Weg zur modernen Kombinationsnarkose von heute geworden. Mußten im Zeitalter der Mononarkose die 4 Hauptforderungen an eine Anästhesie, nämlich reversibler Bewußtseinsverlust, Schmerzfreiheit und vegetative Stabilität bei annehmbaren Operationsbedingungen für den Chirurgen mit einer teilweise beachtlichen Atem- und Kreislaufdepression erkauft werden, so ist heutzutage durch die selektive Ansteuerung dieser Narkosequalitäten mittels Hypnotika, Analgetika, Muskelrelaxanzien und Anticholinergika die Gefahr unerwünschter Nebenwirkungen wesentlich vermindert und damit der intraoperative Narkoseverlauf sicherer gemacht worden. Die langdauernde Mononarkose war meist nur relativ gesunden Naturen zumutbar, während vor allem bei Problempatienten die Narkosefähigkeit erst durch die Kombinationsnarkose wesentlich erweitert werden konnte. Nicht zuletzt diese Entwicklung hat dazu geführt, daß die moderne Kombinationsnarkose sich schnell einen festen Platz in der pädiatrischen Anästhesie erobert hat.

Nun beschränkt sich die Tätigkeit als Anästhesist nicht ausschließlich auf den intraoperativen Verlauf: Die Patienten sehen dem operativen Eingriff und manchmal besonders der Narkose mit mehr oder weniger großer Angst und innerer Unruhe entgegen, und sie erwarten neben einer umfassenden intraoperativen Überwachung eine angemessene Schmerzbekämpfung in der postoperativen Phase.

So ist die moderne Anästhesie gefordert, neben dem rein intraoperativen Ablauf die prä- wie auch die postoperative Phase mit zu berücksichtigen. Daraus ergibt sich folgerichtig, daß durch eine intelligente Kombinationsnarkose mit Einsatz von Sedativa, Hypnotika, Analgetika und evtl. Lokalanästhetika auch diese Phasen mit abgedeckt werden.

Im Prinzip gilt dies selbstverständlich auch in der Kinderanästhesie – nur verschieben sich hier die Akzente: Hat der erwachsene Patient die Möglichkeit, seine präoperative Angst zu artikulieren und rational zu verarbeiten, so werden Kinder oft mit ihren irrationalen Ängsten allein gelassen. Krankenhausaufenthalt, Narkose und Operation bedeuten für unsere kleinen Patienten, die meist gesund sind und sich oft einem nur kleinen Eingriff unterziehen müssen, eine große psychische Belastung, wie aus vielen Untersuchungen klar hervorgeht [3,

9]. Eine schnelle, schonende Narkoseeinleitung wird den speziellen Erfordernissen der Kinder hierbei am ehesten gerecht.

Zweifellos ist die intravenöse Narkoseeinleitung die sicherste Methode. Als Einleitungsnarkotika stehen die Barbiturate Thiopental und Methohexital, Etomidat, Ketamin und mit Einschränkung die Benzodiazepine zur Verfügung (Tabelle 1). Am häufigsten werden die Barbiturate eingesetzt: Eine schnelle Narkoseeinleitung ist mit 5–6 mg Thiopental bzw. 1–2 mg Methohexital pro kg KG zu erzielen. Bei Übergang auf die Inhalationsnarkose muß die signifikant kürzere Wirkdauer der Barbiturate, insbesondere des Methohexitals bei Kindern berücksichtigt werden [11, 23]. Sie ist das Ergebnis der raschen Umverteilung sowie der hohen Clearance infolge des schnelleren Abbaus durch die mikrosomalen Enzyme der Leber bei Kindern über 1 Jahr.

Auch· Etomidat in einer Dosis von 0,2–0,3 mg/kg KG ist mit seinen sehr kreislaufstabilen Parametern geeignet. Störend sind hierbei jedoch der Injektionsschmerz, besonders bei den dünnen Venen der Kinder, sowie die Myoklonien, die häufig bei nicht prämedizierten Kindern auftreten.

Ketamin in einer altersabhängigen Dosis von 2–4 mg/kg KG sollte in jedem Fall mit einem niedrig dosierten Benzodiazepin, z. B. Valium (0,05–0,1 mg/kg KG), kombiniert werden, um die durch äußere Stimuli provozierten unangenehmen Träume und Zwangsvorstellungen in der Aufwachphase auszuschalten [6]. Aufgrund dieser langen Nachwirkungen kann es nicht routinemäßig als Einleitungsnarkotikum für Operationen empfohlen werden.

Benzodiazepine haben sich zur routinemäßigen Narkoseeinleitung bei Kindern nicht durchsetzen können: Die relativ hohe Einschlafdosis ist von Kind zu Kind verschieden, der Effekt nicht voraussehbar und die Wirkdauer fast doppelt so lang wie beim Erwachsenen [24].

Die intravenöse Narkoseeinleitung bietet sich dann an, wenn der kleine Patient bereits mit liegender Infusion zur Operation kommt. Ist das Kind kooperativ, so hat man die Möglichkeit, eine gut sichtbare Vene mit einer kleinen Kanüle zu punktieren oder einen Zugang in Lokalanästhesie (z. b. Dermojet) zu legen oder eine Inhalationseinleitung durchzuführen. In der Altersgruppe der 2- bis 5jährigen Kleinkinder jedoch sind diese Verfahren oder die Inhala-

Tabelle 1. Intravenöse Einleitungsnarkotika

1. *Barbiturate:*		
Thiopental:	(< 1 J.)	3–4 mg/kg KG
	(> 1 J.)	5–6 mg/kg KG
Methohexital:		1–2 mg/kg KG
2. *Etomidat:*		0,2–0,3 mg/kg KG
3. *Ketamin:*	(< 4 J.)	4 mg/kg KG
	(> 4 J.)	2 mg/kg KG
(Kombination mit 0,05–0,1 mg Valium empfohlen!)		
4. *Benzodiazepin:*		
Valium:		0,4 mg/kg KG

tionseinleitung schwieriger, in manchen Fällen ohne Streß auf beiden Seiten nicht möglich. Neben einer starken präoperativen Sedierung bietet sich als Alternative die rektale Narkoseeinleitung mit 10%igem Methohexital in einer Dosis von 25 mg/kg KG an [10, 11]: nach 5–10 min schlafen rund 90% der Kinder ruhig ein. Die gemessenen Plasmakonzentrationsspiegel bei diesem Verfahren lassen eine etwa 10- bis 20minütige mittlere Anästhesiedauer von eher oberflächlicher Narkosetiefe erwarten, die naturgemäß vom Resorptionsgrad des Methohexitals aus dem Rektum abhängt und die bei Fortführung der Narkose mit Inhalationsnarkotika Berücksichtigung finden muß. In Gegensatz zum i. v. applizierten Methohexital erfolgt der Plasmakonzentrationsanstieg bei rektaler Einleitung graduell bis zu Maximalwerten, die nur etwa die Hälfte der intravenösen Maximalwerte darstellen [11]. Dies erklärt die große Kreislaufstabilität, die mit dieser Methode erreicht wird.

Wird die Gabe anticholinergischer Substanzen bei Erwachsenen in letzter Zeit diskutiert, so sollte sie doch bei Kindern fester Bestandteil der Narkoseeinleitung bleiben (Tabelle 2). Bei Kindern besteht generell eine erhöhte Reflexbereitschaft mit Gefahr des Laryngobronchospasmus und gefährlicher, vagal ausgelöster Kreislaufreflexe, die durch die zusätzliche Anwendung von Barbituraten und morphinartigen Analgetika mit Erhöhung des Parasympathikotonus noch gesteigert wird. Halothannarkosen und die Anwendung von Succinylcholin führen über eine Pulsverlangsamung zu einem frequenzbedingten Herzminutenvolumenabfall, der durch die Gabe von anticholinergischen Substanzen weitgehend verhindert werden kann. Neben Atropin kann auch Scopolamin oder Glykopyrrolat verwendet werden. Die stärkste Vagolyse erzielt man mit Atropin (0,02 mg/kg KG i. m.) in der Prämedikationsspitze oder mit der Injektion von 0,01 mg/kg KG i. v. unmittelbar bei Narkoseeinleitung.

Abgesehen von herzchirurgischen, neurochirurgischen und speziellen Eingriffen im Neugeborenenalter ist die Inhalationsnarkose mit Einsatz von Lachgas, Halothan, Enfluran und Isofluran als Basis anzusehen. Ohne auf die Pharmakologie der einzelnen Substanzen einzugehen, sollen nur einige wenige Punkte, die für die Kinderanästhesie von Bedeutung sind, erwähnt werden.

Bei der Inhalationsnarkose bestehen 2 generelle Unterschiede zwischen Erwachsenen und Kindern:

1. Das hohe Atemminutenvolumen, das hohe Herzzeitvolumen und der höhere Anteil gefäßreicher Gewebe führt bei Kindern zu wesentlich schnelleren An- und Abflutungszeiten für Inhalationsnarkotika. Der rasche Anstieg der alveolären, dann der Blutkonzentration kann jedoch bei Kindern zu einer raschen Überdosierung und daraus sich ergebender Kreislaufdepression

Tabelle 2. Parasympatholytika

Atropin:	0,02 mg/kg KG
Scopolamin:	0,01 mg/kg KG
Glykopyrrolat:	0,01 mg/kg KG

führen [18]. Auch die Tatsache, daß man bei Kindern trotz Präoxygenisierung eine wesentlich geringere Zeitspanne zur Intubation zur Verfügung hat, bevor sie eine Zyanose entwickeln, beruht letztendlich auf dem hohen Metabolismus und daraus folgend dem hohen erforderlichen Atemminutenvolumen und Herzzeitvolumen des Kindes.

2. Der MAC-Wert ist altersabhängig: Bei Halothan liegt er für Erwachsene bei 0,7 Vol.-%, bei Säuglingen bis 6 Monaten bei 1,2 Vol.-%, für Neugeborene aber nur bei 0,87 Vol.-% (Tabelle 3) [7, 14, 17]. Für Isofluran ist die Altersabhängigkeit der MAC ähnlich, das gleiche gilt für Enfluran [1, 20]. Um unter klinischen Bedingungen eine hinreichende tiefe Anästhesie zu erzeugen, müssen die inspiratorischen Konzentrationen mindestens um etwa 30% über 1 MAC liegen, also 1,3 MAC betragen. Bei zusätzlicher Anwendung von Lachgas kommt es zu einer starken Reduktion der MAC [4]. Als Ursache der erforderlichen höheren inspiratorischen Konzentrationswerte bei Kindern wird einmal die größere Anzahl Neurone/Einheit Gehirnmasse, zum anderen die hohe Stoffwechselrate des kindlichen Gehirns diskutiert. Eine weitere Erklärungsmöglichkeit liegt im großen Wassergehalt des kindlichen Gehirns: Es scheint, daß Kinder die gleiche Konzentration des Anästhetikums pro Gramm Trockengewicht zur Narkoseerzeugung benötigen, aber durch den großen Wassergehalt einen höheren Partialdruck des Inhalationsnarkotikums brauchen, um diese Konzentration an den Gehirnzellen zu erreichen [6].

Durch die physikalischen Eigenschaften bedingt, ist die Anflutung mit Lachgas, Isofluran und Enfluran schneller als mit Halothan, obschon sich die Unterschiede durch die insgesamt schnellere An- und Abflutungszeit im Kindesalter relativieren.

Mit Ausnahme von Lachgas führen alle Inhalationsnarkotika zu einer zentralen Atemdepression, so daß in jedem Fall eine assistierte oder kontrollierte Beatmung durchgeführt werden muß [18]. Dies gilt um so mehr, je jünger die Kinder sind.

Tabelle 3. MAC-Werte (in Vol.-%)

Erwachsene	1 MAC in O_2	1,3 MAC	MAC in 70% N_2O	
Halothan	0,77	1,0	0,35	
Enfluran	1,68	2,1	0,56	
Isofluran	1,25	0,7	0,7	

Kinder [1, 7, 14, 20]		Halothan	Enfluran	Isofluran
Neugeborene	(0–1 Mo.):	0,87		1,60
Säuglinge	(1–6 Mo.):	1,20	2,05	1,87
Kleinkinder	(6 Mo.–2½ J.):	0,97	2,07 ⎫	
Vorschulkinder	(2½–6 J.):	0,91	1,87 ⎭	1,60–1,80
Schulkinder	(7–11 J.):	0,87	1,67	1,60
Teenager	(12–18 J.):	0,92	2,06	

Die Auslösung von Rhythmusstörungen bei Anwendung von adrenalinhaltigen Pharmaka ist bei Halothan ausgeprägter als bei Isofluran und Enfluran. Das Herzzeitvolumen nimmt bei Isofluran wesentlich geringer ab als bei Halothan und Enfluran, so daß sich hier Vorteile für die Narkose bei Kindern ergeben können [4].

In Gegensatz zum Erwachsenen ist bei Kindern vor Eintritt der Pubertät praktisch keine Halothanhepatitis bekannt geworden. Gründe hierfür dürften einmal die im Gegensatz zum Erwachsenen verminderte Leberdurchblutung der Kinder bei Halothannarkosen sowie der reduzierte Metabolismus des Halothans in der kindlichen Leber sein [6].

Die analgetische Komponente in einer Kombinationsnarkose wird durch Lachgas und das verwendete Inhalationsnarkotikum abgedeckt. Will man ganz auf ein Inhalationsnarkotikum verzichten, so bietet sich die intraoperative Gabe von initial 0,05 mg/kg KG Fentanyl oder entsprechende Äquivalentdosen anderer Opioide an, wobei eine postoperative Beatmung einkalkuliert werden muß [15].

Ist nur eine Supplementierung mit Opioiden vorgesehen, so kann die Gabe von 0,005 mg/kg KG Fentanyl den Bedarf an Inhalationsnarkotika um durchschnittlich 30% reduzieren und damit zu einer Verminderung unerwünschter Nebenwirkungen beitragen [15]. Durch die intraoperative Gabe von Opiaten in dieser Dosierung ist eine Analgesie bis in die postoperative Phase hinein aufrechtzuerhalten.

Des weiteren bietet sich besonders in der Kinderanästhesie die Durchführung einer Lokalanästhesie zur intraoperativen und postoperativen Schmerzausschaltung an. Infiltrationsanästhesie (z. B. bei Nabelhernien), Blockade des N. ilioinguinalis und N. iliohypogastricus (z. B. bei Orchidopexie und Leistenbruch), Kaudalanästhesie (z. B. bei Hypospadie, Eingriffen an den unteren Extremitäten und Operationen im Unterbauch) und Wurzelblockade (bei Zirkumzision) überbrücken gefahrlos die meist relativ kurze, aber sehr schmerzhafte erste postoperative Phase [8, 21, 22].

Auch die sog. Liverpool-Methode kommt nicht ohne Analgetikagabe aus (Tabelle 4): Sie ist allerdings mit 0,25 mg/kg KG Morphin oder 1 mg/kg KG Dolantin bereits in der Prämedikation enthalten. Intraoperativ genügt nach Barbiturateinleitung meist eine Inhalationsnarkose unter Verwendung von Lachgas/Sauerstoff, Muskelrelaxierung und Hyperventilation. Allerdings erfolgt auch hier bei Bedarf eine Suplementierung mit Fentanyl in einer Dosis von 1µg/kg KG.

„Säuglinge sind vergleichsweise resistent auf Succinylcholin, reagieren aber empfindlicher auf nicht depolarisierende Muskelrelaxanzien" – diese im Kern richtige klinische Beobachtung hat erst in jüngerer Zeit die ihr zugrunde liegende Erklärung gefunden. Muskelrelaxanzien verteilen sich als polare hydrophile Pharmaka ausschließlich im Extrazellulärraum, der von 40–50% des Körpergewichts bei Säuglingen bis auf etwa 20–30% bei Schulkindern und Erwachsenen abnimmt. Wird jedoch aus praktischen Gründen auf der Basis des Körpergewichts dosiert, dann muß es notwendigerweise im frühen Kindesalter zu einer Unterdosierung kommen, da das Verdünnungsvolumen unberücksichtigt

Tabelle 4. „Liverpool-Technik" (bei Kindern > 1 Lebensjahr)

Prämedikation:

Trimeprazintartrat	1,5 mg/kg KG oral (3 h präoperativ)
öder	
Valiumsaft	0,2 mg/kg KG oral (1 h präoperativ)
Morphin	0,25 mg/kg KG (max. 10 mg)
oder	
Dolantin	1 mg/kg KG (max. 50 mg)
und	
Atropin	0,02 mg/kg KG (max. 0,6 mg)

Narkoseeinleitung und Durchführung:
Thiopental   4 mg/kg KG
Muskelrelaxierung, Intubation:
N_2O/O_2:   70%/30%
Eventuell intraoperativ:
Fentanyl   1 µg/kg KG initial

bleibt. Die Resistenz gegenüber Succinylcholin ist also nur eine „Pseudoresistenz" [5, 19]. Für die klinische Praxis ergibt sich daraus, eine Dosierung von 2 mg/kg KG Succinylcholin intravenös bis zum Alter von 2 Jahren anzusetzen (Tabelle 5). Von viel größerer klinischer Bedeutung ist aber der Befund, daß Neugeborene gegenüber nicht depolarisierenden Muskelrelaxanzien empfindlicher sind; es besteht die Gefahr der Überdosierung und der postoperativen Restrelaxation und Ateminsuffizienz. Überraschenderweise ist mit der objektiven Methode der direkt und quantitativ gemessenen neuromuskulären Blockade ebenfalls eher eine Resistenz festzustellen [19]. Diese Diskrepanz zwischen klinischem Eindruck und objektiver Messung läßt sich mit den anato-

Tabelle 5. Muskelrelaxanzien

Depolarisierende Muskelrelaxanzien
Succinylcholin:
<2. Lebensjahr   2 mg/kg KG i.v.
        oder   4 mg/kg KG i.m.
>2. Lebensjahr   1 mg/kg KG i.v.
        oder   2 mg/kg KG i.m.
Gefahr des Dualblocks:
– intermittierende Dosen ab 5–8 mg/kg KG
– Succinylcholininfusion ab 3 mg/kg KG

Nicht depolarisierende Muskelrelaxanzien
Pancuronium: 0,08 mg/kg KG i.v.
Alcuronium: 0,15 mg/kg KG i.v.
Vecuronium: 0,08 mg/kg KG i.v.

Antagonisierung (bei Kindern obligat!)
Atropin: 0,1 mg/kg KG
Neostigmin: 0,04–0,008 mg/kg KG
oder
Pyridostigmin: 0,1–0,2 mg/kg KG

misch-physiologischen Besonderheiten des frühkindlichen Organismus erklären: Durch die besondere Elastizität und Instabilität der Thoraxwand, die unökonomische Atemarbeit bei großer Totraumventilation und großem Sauerstoffverbrauch und den hohen alveolären Closing volume, wo bereits eine geringe Herabsetzung des Atemzugvolumens zur Atelektasenbildung führt, sind die Atemreserven des Säuglings schnell erschöpft [5]. Ist bei Erwachsenen das Zwerchfell gegen Muskelrelaxanzien resistenter als die übrige Skelettmuskulatur, so wird beim Säugling das Diaphragma gleichzeitig mit der übrigen Muskulatur relaxiert und fällt damit als Atemmuskel gänzlich aus [6].

Die praktische Konsequenz besteht darin, Muskelrelaxanzien vom nicht depolarisierenden Typ anfangs eher etwas niedriger zu dosieren und die Wirkung abzuwarten und in jedem Fall am Operationsende eine Antagonisierung mit Neostigmin (0,04–0,08 mg/kg KG) bzw. Pyridostigmin (0,1–0,2 mg/kg KG) und Atropin (0,01 mg/kg KG) durchzuführen (Tabelle 5).

Inhalationsnarkotika hemmen dosisabhängig die neuromuskuläre Übertragung [4, 12]. Hierbei nimmt die muskelrelaxierende Potenz von Halothan über Isofluran zum Enfluran zu, bei Einsatz von Muskelrelaxanzien muß die Dosis dementsprechend reduziert werden. Als grober Anhalt gilt, daß bei 1,25 MAC Halothan das Muskelrelaxans um rund 30%, bei 1,25 MAC Enfluran oder 1,25 MAC Isofluran um rund 60% gesenkt werden muß. Die verlängerte Wirkung der Muskelrelaxanzien am Operationsende im Zusammenhang mit der Anwendung von Inhaltionsnarkotika ist durch die obligatorische Antagonisierung zu beheben.

Üblicherweise sollte die Intubation immer unter Anwendung eines Muskelrelaxans erfolgen: Bei einer zu flachen Narkose ist die Gefahr der Auslösung eines Laryngospasmus, bei zu tiefer Narkose die der konsekutiven Kreislaufdepression sehr groß. Die Entscheidung, ob und welches Muskelrelaxans eingesetzt werden soll, hängt außer von der Dauer des Eingriffs auch von den kardiovaskulären und autonomen Nebenwirkungen dieser Muskelrelaxanzien ab [13]. Als dem Acetylcholin ähnliche Moleküle beeinflussen sie in mehr oder weniger starkem Ausmaß sowohl die cholinergen Synapsen in den sympathischen und parasympathischen Ganglien als auch die postsynaptischen parasympathischen Strukturen. Auch ist eine unterschiedliche Histaminfreisetzung zu beobachten, wie sie vor allem das Tubocurarin aufweist.

Ohne auf Einzelheiten eingehen zu können, sollen hier abschließend nur 3 Punkte erwähnt werden:

1. Succinylcholin hemmt als schwacher Ganglienblocker vor allem den aktiveren Part des vegetativen Nervensystems, d.h. bei Kindern den Sympathikus mit folgendem Vagotonus und Bradykardie, während es bei Erwachsenen eher zu einer Hemmung des Parasympathikotonus mit folgender leichter Tachykardie kommen kann. Bei Kindern ist deshalb unbedingt die schon vorher erwähnte Vorgabe von Atropin zu fordern, um den durch die Bradykardie hervorgerufenen Herzfrequenz- und damit Herzminutenvolumenabfall zu kompensieren.

2. Pancuronium führt unter anderem durch eine verminderte Wiederaufnahme freigesetzter Katecholaminmoleküle in die präsynaptischen Vesikel zu einer

erhöhten Konzentration am Rezeptor und damit zu einer Herzfrequenzsteigerung [13]. Diese ist besonders im Kindesalter sehr ausgeprägt, vor allem in Kombination mit der Vorgabe von Atropin und/oder Ketanest. In diesem Falle sollte die Atropindosis reduziert, evtl. sogar ganz weggelassen werden.

3. Recht vielversprechend stellt sich das neue Muskelrelaxans Vecuronium dar. In klinischer Dosierung ist weder eine Histaminfreisetzung noch eine Beeinflussung des vegetativen Nervensystems erkennbar.

Dies sind Möglichkeiten der modernen Kombinationsnarkose bei Kindern mit den heute erhältlichen Pharmaka. Die für den jeweiligen Fall richtige und sinnvolle Kombination kann aus diesen Einzelkomponenten herausdestilliert werden. Daß dies der richtige Weg ist, zeigt uns die relativ große Sicherheit, mit der heutzutage auch schwerkranke Kinder in der teilweise extremen Alters- und Gewichtsklasse der Früh- und Neugeborenen anästhesiert werden können.

Literatur

1. Cameron CB, Robinson S, Gregory GA (1984) The minimum anesthetic concentration of isoflurane in children. Anesth Analg (Clere) 63:418–420
2. Cook TH de, Goudsouzian NG (1980) Tachyphylaxis and phase II block devolopment during infusion of succinylcholin in children. Anesth Analg (Clere) 59:339
3. Eckenhoff JE (1973) Relationship of anesthesia to postoperative personality changes in children. Am J Dis Child 86:587
4. Eger II EI (1981) Pharmacology of isoflurane compared to other general anesthetics. ASA Refresher Courses 9:51–70
5. Gattiker R (1980) Muskelrelaxantien im Kindesalter, insbesondere auch bei Kleinkindern und Säuglingen mit angeborenen Herzfehlern. Klin Anasthesiol Intensivther 22:175–193
6. Gregory GA (1983) Pharmacology. In: Pediatric anesthesia. Churchill Livingstone, NY, pp 315–339
7. Gregory GA, Eger II EI, Munson ES (1969) The relationship between age and halothane requirement in man. Anesthesiology 30:488–491
8. Kay B (1974) Caudal block for postoperative pain relief in children. Anaesthesia 29:610–614
9. Korsch BM (1975) The child and the operating room. Anesthesiology 43:251ff
10. Kraus G, Taeger K (1982) Methohexital zur rektalen Narkoseeinleitung bei Kindern. Anaesth Intensivther Notfallmed 17:285–289
11. Kraus G, Frank S, Knoll R, Prestele H (1984) Pharmakokinetische Untersuchungen nach intravenöser, intramuskulärer und rektaler Applikation von Methohexital bei Kindern. Anaesthesist 33:266–271
12. Krieg N (1981) Der Einfluß von Anästhetika auf die Wirkung von Muskelrelaxantien. Intensivmed Notfallmed Anaesthesiol 30:156–160
13. Lebowitz PW, Savarese JJ (1980) Cardiovascular and autonomic effects of neuromuscular blockers. ASA Refresher Courses 8:103–114
14. Lerman J, Robinson S, Willis MM, Gregory GA (1983) Anesthetic requirements for halothane in young children 0–1 month and 1–6 months of age. Anesthesiology 59A:446
15. Lockhart CH (1983) Maintenance of general anesthesia. In: Pediatric anesthesia. Churchill Livingstone, NY
16. Lockhart CH, Nelson WL (1974) The relationship of Ketamine requirement to age in pediatric patients. Anesthesiology 40:507–508

17. Nicodemus HF, Nassiri-Rahimi C, Bachman L, Smith TC (1969) Median effective doses (ED 50) of halothane in adults and children. Anesthesiology 31:344–348
18. Rouge JC, Gemperle G (1982) Inhalation anesthesia in pediatrics. In: Peter K, Jesch F (eds) Inhalation anaesthesia today and tomorrow. Springer, Berlin Heidelberg New York Tokyo (Anaesthesiologie und Intensivmedizin, Bd 150, S 233–237)
19. Schuh FT (1983) Muskelrelaxantien in der Kinderanaesthesie. In: Brückner JB (Hrsg) Kinderanästhesie. Springer, Berlin Heidelberg New York (Anaesthesiologie und Intensivmedizin, Bd 157, S 34–41)
20. Schwieger J, Podlesch J, Dahn H (1983) MAC von Enflurane bei Kindern. In: Brückner JB (Hrsg) Kinderanästhesie, Springer, Berlin Heidelberg New York (Anaesthesiologie und Intensivmedizin, Bd 157, S 120–125)
21. Singler RC (1983) Pediatric regional anesthesia. In: Pediatric anesthesia. Churchill Livingstone, NY, pp 481–518
22. Soliman MG, Tremblay NA (1978) Nerve block of the penis for postoperative pain relief in children. Anesth Analg (Cleve) 57:495–498
23. Sorbo S, Hudson RJ, Loomis JC (1984) The pharmacokinetics of thiopental in pediatric surgical patients. Anesthesiology 61:666–670
24. Steward J, Nisbet HIA (1981) Anaesthetic and narcotic agents in relation to neonates and children. Rees J, Gray C (Hrsg) Pediatric anaesthesia. Butterworths, London, pp 61–73

Kombinationsnarkosen mit Inhalationseinleitung im Kindesalter

J. Hausdörfer

Die Inhalationseinleitung der Narkose ist im frühen Kindesalter, besonders bei Säuglingen und Neugeborenen, eine etablierte Technik. Die dabei auftretenden negativen Aspekte, wie Aspirationsgefahr und Arbeitsplatzkontamination mit Inhalationsanästhetika müssen wohl auch weiterhin in Kauf genommen werden. Der im Lebensalter von 6 Monaten und darüber deutlich erhöhte MAC-Wert verlangt bis ins Schulalter hinein, verglichen mit den Verhältnissen bei Erwachsenen, ungewöhnlich hohe Anästhetikakonzentrationen (Abb. 1). Diese Besonderheit läßt für Praktiker, die nicht sehr häufig Kinder zu narkotisieren haben, Schwierigkeiten wie z. B. Laryngospasmus und Atemwegsverlegung in der Einleitungsphase zum Problem werden, eine Tatsache, die beim erfahrenen Kinderanästhesisten mitunter sogar Unverständnis hervorruft.

Bei dem hier zu behandelnden Thema geht es um die Inhalationseinleitung einer Kombinationsnarkose bei Altersgruppen bis höchstens 8 Jahren. Die älteren Kinder ähneln von den entsprechenden Problemen her gesehen doch sehr den Erwachsenen, wobei dann auch sehr häufig die primäre i.v.-Einleitung zum Zuge kommt.

Entscheidend ist vorab die Fragestellung, inwieweit Kombinationsnarkosen beim Kind überhaupt durchgeführt werden können und sollen, wann mit der-

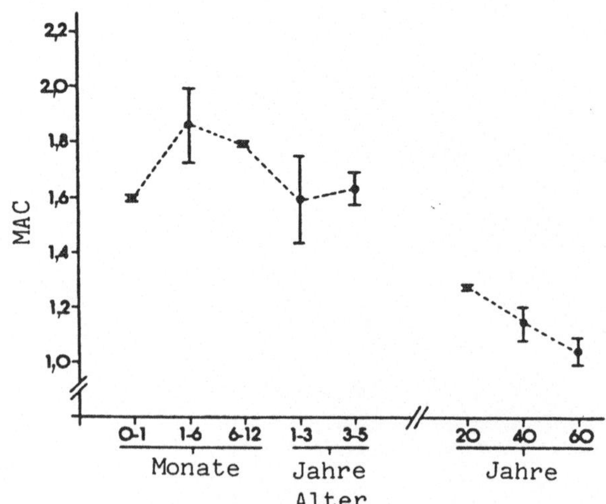

Abb. 1. Vergleich der MAC-Werte bei Kindern und Erwachsenen. (Nach Cameron [1])

artigen Narkosen vom Alter des Kindes sowie von der Größe und Länge des Eingriffs aus gesehen begonnen werden darf und welche Voraussetzungen eine Kombinationsnarkose im Kindesalter erfordert.

Methodik und Patienten

Ich möchte eine Methode der Kombinationsnarkose vorstellen, die bei entsprechend geeigneten Eingriffen und Patienten gerade durch die Inhalationsphase bei der Einleitung eine Verbesserung erfährt.

Mit modernen Inhalationsanästhetika vom Äthertyp wie Enfluran und Isofluran sollen über eine leicht zu applizierende Maskeneinleitung Intubationsverhältnisse erreicht werden, die das zunehmend unbeliebter werdende Succinylcholin entbehrlich erscheinen lassen.

Bei 49 Kindern, die für einige der folgenden Untersuchungen in 2 Altersgruppen eingeteilt wurden, untersuchten wir die Wirkung des höher dosierten Isoflurans und im Vergleich dazu die des Halothans. Bei einheitlich prämedizierten Kindern wurde in Maskenhyperventilationsnarkose intubiert und ein Steady state unter verschiedenen Narkosedampfkonzentrationen massenspektrometrisch eingestellt.

Als herausragende Ergebnisse fanden wir:

Verglichen mit den Ausgangswerten im Wachzustand steigen die Pulsraten unter äquipotenten Konzentrationen von Halothan bzw. Isofluran an (Abb. 2).

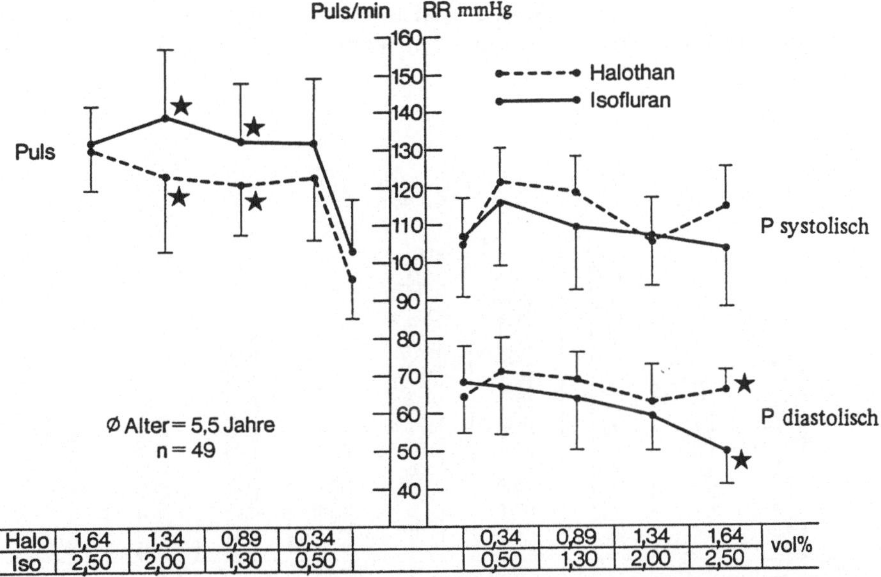

Halo	1,64	1,34	0,89	0,34		0,34	0,89	1,34	1,64	vol%
Iso	2,50	2,00	1,30	0,50		0,50	1,30	2,00	2,50	

Abb. 2. Kreislaufverhalten unter Halothan und Isofluran. (Die mit * bezeichneten Werte unterscheiden sich statistisch signifikant bezogen auf die beiden untersuchten Inhalationsanästhetika)

Unter 2,5% Isofluran kommt es zu einem Abfall des diastolischen Blutdruckwerts auf 73,5% des Ausgangswerts. Die Pulsbeschleunigung unter Isofluran deutet bei den untersuchten Kindern eine erhaltene Barorezeptorenreaktion an, die Senkung des diastolischen Blutdrucks eine Nachlastsenkung. Die mit Stern bezeichneten Werte unterscheiden sich bezogen auf die beiden untersuchten Inhalationsanästhetika statistisch signifikant.

Das Atemminutenvolumen geht bei den 3jährigen unter 1,3% Isofluran auf 52,6% des Ausgangswerts zurück, dieser Abfall ist statistisch signifikant. Unter einer äquipotenten Halothankonzentration kommt es dagegen nur zu einem Abfall auf 66,7%. Für die älteren Kinder ist der Abfall der Atemminutenventilation nicht entsprechend ausgeprägt, so daß offensichtlich der altersabhängigen Atemdepression unter Isofluran bei jüngeren Kindern durch assistierte Beatmung entgegengewirkt werden muß (Abb. 3).

Die alveoläre CO_2-Konzentration ist wie der im Steady state gemessene pCO_2-Wert konzentrationsabhängig und steigt entsprechend, jedoch statistisch nicht unterscheidbar sowohl in der Halothan- als auch in der Isoflurannarkose an. Eine Ausnahme bilden wiederum die 3jährigen, deren $FaCO_2$ bei 1,3% Isofluran gegenüber 0,89% Halothan statistisch signifikant höher ist (Abb. 4).

Unter 0,34% Halothan bzw. 0,5% Isofluran gelingt es den kindern, einen Atemwegswiderstand von $11,9 \pm 1,25$ cm H_2O bzw. $13,1 \pm 1,36$ cm H_2O zu überwinden. Bei den äquipotenten Konzentrationen von 0,89% Halothan bzw. 1,3% Isofluran kommt es bereits bei einem Atemwegswiderstand von $8,75 \pm 1,6$ cm bzw. $0,55 \pm 1,01$ cm H_2O zur Okklusion. Damit gelingt es den Kindern nicht mehr, einer entsprechend ausgeprägten Atemwegsverlegung von sich aus zu begegnen. Bei den 3jährigen Kindern ist unter dem höher konzentrierten Isofluran die Atemfrequenz statistisch signifikant niedriger als bei 0,89% Halothan (Abb. 5).

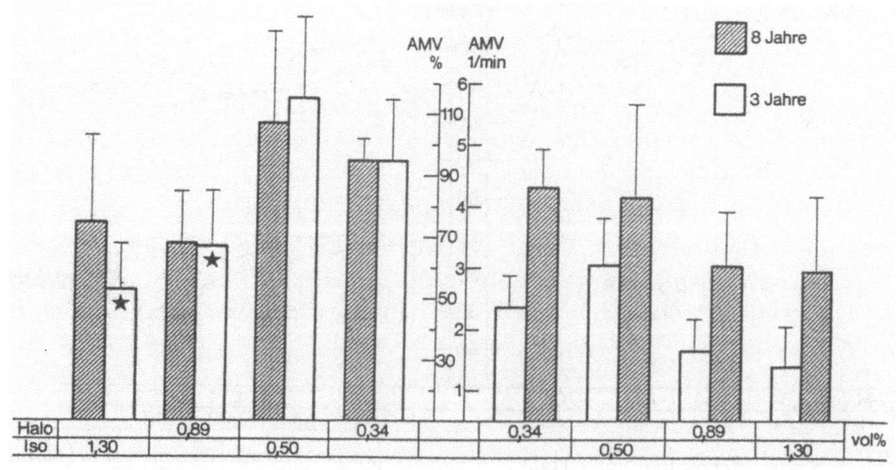

Abb. 3. Atemminutenvolumen (absolut und prozentual) in 2 Altergruppen unter Halothan und Isofluran

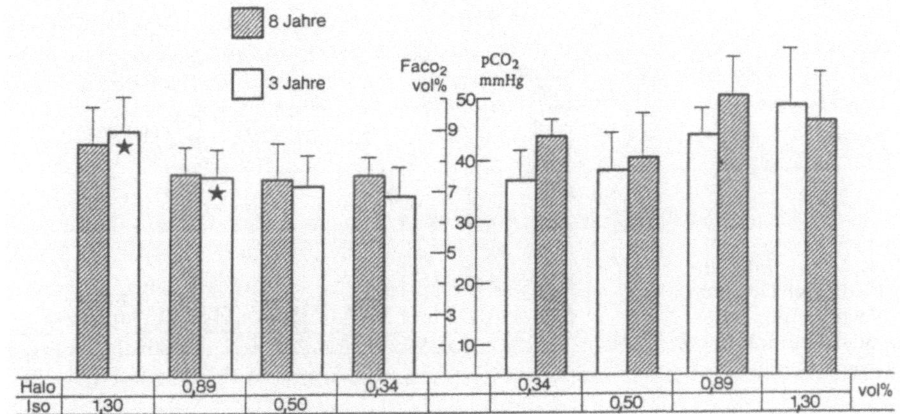

Abb. 4. Atemdepression bei Halothan- bzw. Isoflurannarkose in Spontanatmung

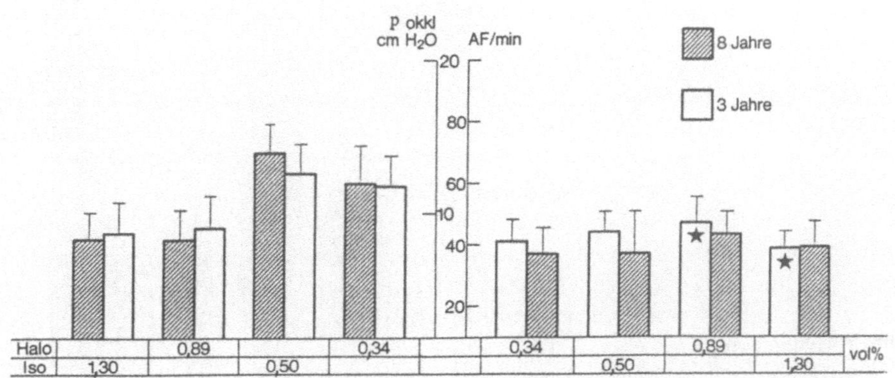

Abb. 5. Okklusionsdruck und Atemfrequenz bei Kindern unterschiedlichen Alters in Halothan- bzw. Isoflurannarkose

Bei weiteren 70 Kindern wurde versucht, durch die Applikation von minimalen Mengen Vecuroniumbromid eine Kombination herzustellen, die eine atraumatische Intubation und dann eine Weiterführung der Narkose unter wesentlich verringerten Narkosedampfkonzentrationen ermöglicht.

Die Relaxation mit 10 µg/kg KG Vecuroniumbromid ergibt unter 1,3% Halothan bzw. 2,0% Isofluran im Steady state 25% bzw. 48% Muskelerschlaffung. Der Unterschied ist statistisch signifikant. Unter höher dosiertem Vecuroniumbromid (15 µg/kg KG) sind die Relaxationsverhältnisse besonders bei 2,5% Isofluran optimal, so daß eine atraumatische Intubation durchgeführt werden kann (Abb. 6).

Unter niedrig dosiertem Vecuronium (10 µg/kg KG) wird eine Relaxation von mindestens 25% in 1,34%iger Halothannarkose für etwa 15 min erreicht. Dies ist ein Wert, der ungefährt auch für 1,64%, also die nächsthöhere Halo-

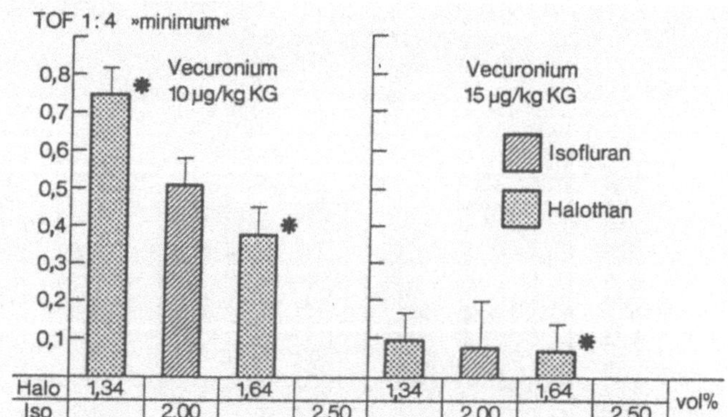

Abb. 6. TOF 1:4 bei unterschiedlicher Dosierung von Vecuronium, Halothan oder Isofluran in der Kinderanästhesie

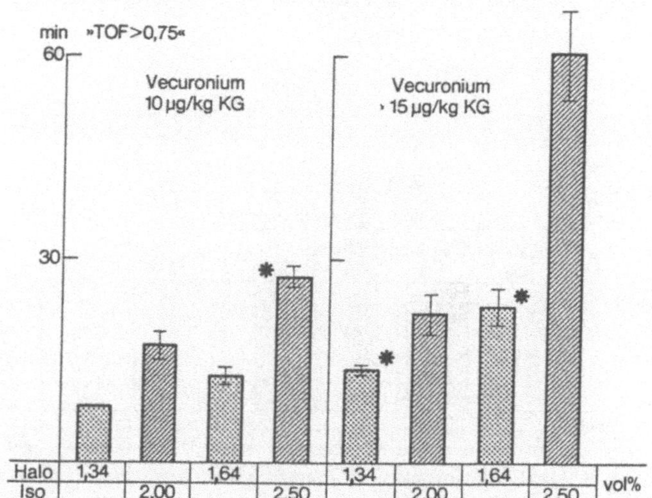

Abb. 7. Zeiten von TOF$_{min}$ bis TOF > 0,75 unter Vecuronium, Halothan oder Isofluran

thankonzentration gilt. Lachgas/Sauerstoff wird im Verhältnis 1:2 zugesetzt. Bei 2,5% Isofluran ergibt sich bereits eine Relaxationszeit von etwa 30 min. Für das höher dosierte Vecuronium sind die Relaxationszeiten, besonders unter 2,5% Isofluran, mit 60 min als chirurgisch relevant zu bezeichnen (Abb. 7).

Die Zeit bis zur maximalen Relaxation beträgt unter 15 µg/kg KG Vecuronium bei 1,64% Halothan 5,5 min, unter 2,5% Isofluran jedoch nur 3 min. Dabei ist zu berücksichtigen, daß zur Vollrelaxation ohne Inhalationsanästhetikum mindestens 80 µg/kg KG Vecuroniumbromid notwendig sind (Abb. 8).

Die gute Muskelrelaxation unter Isofluran im Gegensatz zu Halothan läßt sich in Abb. 9 besonders deutlich erkennen. Zusammen mit niedrig dosiertem Vecuronium ergeben sich optimale Intubationsbedingungen in kurzer Zeit, die Succinylcholin in vielen Fällen der Kinderanästhesie obsolet erscheinen lassen.

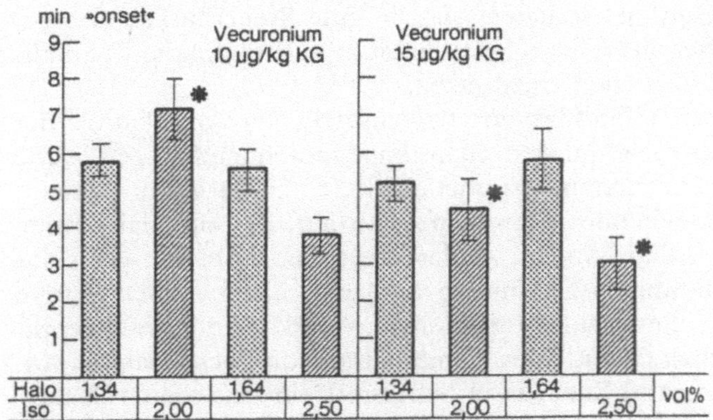

Abb. 8. Zeit bis zur maximalen Relaxation mit unterschiedlich dosiertem Vecuronium, Halothan oder Isofluran

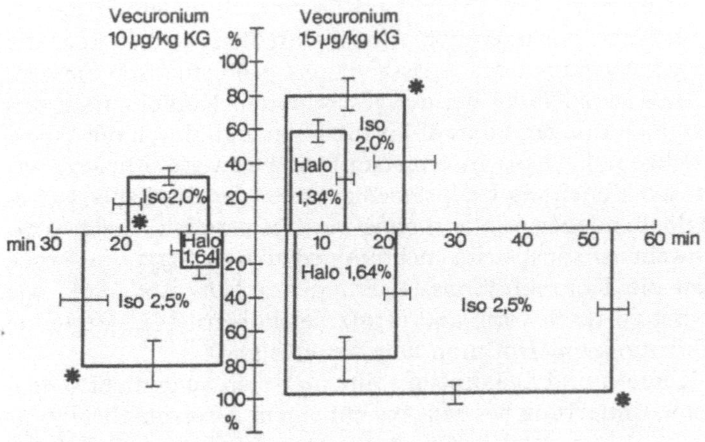

Abb. 9. Relaxation (Beginn, Grad und Dauer) unter Vecuronium, Halothan oder Isofluran bei Kindern

Diskussion

Die Ergebnisse unserer Untersuchungen zeigen primär die Möglichkeit, ohne die Anwendung von depolarisierenden Muskelrelaxanzien zu einer atraumatischen Intubation zu kommen. Voraussetzung ist die entsprechend hohe Konzentration eines Inhalationsanästhetikums, nach Möglichkeit aus der neueren halogensubstituierten Äthergruppe.

Wie am Beispiel von Isofluran gezeigt wurde, kommen in Kombination mit Vecuroniumbromid derartig kurze Zeiten bis zum Wirkungseintritt zum Tragen, daß auf den Einsatz von Succinylcholin in den meisten Fällen verzichtet werden kann. Auch ist beim Einsatz der auf Ätherbasis aufgebauten Inhalationsanästhetika mit einer durchaus guten, chirurgisch relevanten Muskelerschlaffung zu rechnen, die sonst z. B. nur unter dem Einsatz von hochdosiertem

(80 µg/kg KG) Vecuronium zu erreichen ist. Die gute Steuerbarkeit des genannten Relaxans erlaubt es auch, bei relativ kurzen Eingriffen in der Tagesklinik nichtdepolarisierende Agenzien einzusetzen.

Sehr warnen möchte ich allerdings vor der zusätzlichen Applikation der sonst im Erwachsenenalter recht gut steuerbaren hochpotenten Analgetika wie Fentanyl und Alfentanil. Hier treten besonders bei Kleinkindern und Säuglingen Überhänge mit entsprechender Atemdepression auf, die aus Sicherheitsgründen nicht toleriert werden können. Anders liegt das Problem, wenn das Kind auf eine Intensivstation aufgenommen und evtl. nachbeatmet werden kann. Hier ist der Einsatz dieser zuletzt genannten Medikamente im wesentlichen ungefährlich. Natürlich ist mit einer Kombination von hochpotentem Analgetikum, Muskelrelaxans und Lachgas in Sauerstoff eine maximale Reduktion der Narkosedampfkonzentration möglich. Nur ist diese Methode wie gesagt für den Routineablauf einer Kindernarkose ungeeignet. Warnend muß auch darauf hingewiesen werden, daß Vecuroniumbromid bei Kindern unter einem halben Jahr weit abweichende Wirkzeiten aufweist, so daß hier bei normaler, d.h. geringer Dosierung (10–15 µg/kg KG) von Vecuronium bereits lange behandlungspflichtige postoperative Ateminsuffizienzen auftreten, die auch nach vollständiger Abatmung des Anästhetikums problematisch bleiben.

Zur Technik der Maskeneinleitung bei der geschilderten Kombinationsnarkose mit Isofluran ist noch dringend darauf hinzuweisen, daß durch die Voratmung von höheranteiligem Lachgas in Sauerstoff eine gewisse Anosmie erzeugt wird, die auch die Einleitung bei prämedizierten oder die Schlafvertiefung bei methohexitalbehandelten Kindern ohne weiteres möglich macht. Würgen, Husten und Abwehr ist sonst beim nichtprämedizierten Kind die Regel, besonders wenn man die Konzentrationssteigerung des Narkosedampfs wie vom Halothan gewohnt zu rasch vornimmt. Trotz der hohen MAC-Werte bei Kindern muß die Einleitung mit Isofluran langsam erfolgen.

Bei gut sedierten Kindern und Säuglingen sollte man sich auch nicht scheuen, in Kopftieflage eine Entleerung des Magens mit einem Absaugkatheter vorzunehmen, was relativ atraumatisch möglich ist und die Sicherheit bei der Maskeneinleitung, die besonders stark durch die Aspirationsgefahr belastet ist, wesentlich erhöht.

Ein weiterer negativer Aspekt den ich in der Einleitung bereits ansprach, ist die Kontamination des Anästhesiearbeitsplatzes mit Narkosedämpfen, was bei der hier geschilderten Methode kaum vermeidbar ist. Deshalb sollte immer versucht werden, über entsprechende Narkosedampfabsaugvorrichtungen den Arbeitsplatz des Anästhesisten in der Einleitungsphase bis zur Intubation möglichst sauber zu halten. Danach ist die Dekontamination in den meisten Abteilungen über entsprechende Anlagen sowieso gewährleistet.

Schlußfolgerungen

1. Außer Isofluran oder Enfluran, das entsprechend dem MAC-Wert des Kindes als Hypnotikum eingesetzt wird, soll den gut steuerbaren Schlafmitteln Midazolam bzw. Methohexital aus der Prämedikations- bzw. Einleitungsphase kein weiteres Hypnotikum zugesetzt werden.

2. Opiate jeglicher Provenienz haben in der Routineanästhesie bei Kindern unter 8 Jahren keinen Platz. Naloxon als Antagonist sollte bei etwaigen Überhängen keinesfalls als Ausweg in Betracht gezogen werden. Hier hilft nur die Beatmung bis zur sicheren Wirkungslosigkeit der gegebenen Analgetika.
3. Andere Muskelrelaxanzien außer niedrig dosiertem Vecuronium oder allenfalls Atracurium sollten wegen der bekannten erratischen Wirkzeiten in der Kinderanästhesie nicht verwendet werden.

Wir finden über die gut muskelerschlaffende Wirkung der modernen Inhalationsanästhetika einen neuen Zugang zur Intubationskombinationsnarkose bei Kindern, die uns einmal den Einsatz von Succinylcholin erspart, zum anderen aber auch den fehlenden Überhang neuromuskulärer Relaxanzien vom nichtdepolarisierenden Typ in der postoperativen Phase garantiert. Mit der Ersparnis von Inhalationsanästhetika geht eine entsprechend kurze Aufwachphase einher.

Literatur

1. Cameron CB, Robinson S, Gregory GA (1984) The minimum anesthetic concentration of isoflurane in children. Anesth Analg (Clere) 63:418

Besonderheiten der endotrachealen Intubation und der Narkosesysteme

K.-H. Altemeyer, T. Fösel, S. Berg-Seiter und C. Wick

Besonderheiten der endotrachealen Intubation im Kindesalter

Im Rahmen der Anästhesie hat die endotracheale Intubation im wesentlichen 3 Aufgaben:

1. Sie dient der Sicherung freier Atemwege,
2. sie reduziert den apparativen Totraum,
3. sie schützt vor einer möglichen Aspiration.

Im Gegensatz zum Erwachsenenalter bilden Kinder jedoch kein einheitliches Patientengut, denn es müssen sowohl Frühgeborene mit einem Körpergewicht unter 1000 g als auch Schulkinder zwischen 40–60 kg versorgt werden. Daraus ergeben sich Größenunterschiede, die in Abhängigkeit vom Alter bei der Intubation beachtet werden müssen. Hinzu kommen aber noch altersspezifische Besonderheiten, die um so ausgeprägter ausfallen, je jünger die Kinder sind, und die ebenso Einfluß auf das praktische Vorgehen bei der endotrachealen Intubation haben.

Folgende *Besonderheiten* sind bei der Intubation zu beachten: Die Nasengänge kleiner Kinder sind relativ eng, sie bilden z. B. bei jungen Säuglingen die entscheidende Größe für den Atemwegswiderstand. Die Zunge ist im Verhältnis zum Mundraum groß und neigt in Narkose leicht zum Zurückfallen, so daß die Atmung dadurch erheblich behindert werden kann. Die Speichelsekretion ist stärker, oft können auch vergrößerte Tonsillen und Adenoide zum Atemhindernis werden. Der Kehlkopf liegt weiter ventral und höher. Er projiziert sich auf den 3.–4. Halswirbel und steht damit einen Wirbelkörper höher als im Erwachsenenalter. Die Epiglottis ist lang und V-förmig, so daß das Einstellen des Kehlkopfeingangs erschwert sein kann. Die engste Stelle des Larynx ist bis zum Alter von 8–10 Jahren nicht die Stimmritze, sondern die subglottische Enge, die durch den Ringknorpel und den dazugehörigen Schleimhautwulst gebildet wird. Dieser Schleimhautwulst dichtet bei richtiger Größenauswahl den Tubus ausreichend ab, so daß geblockte Tuben bis zum Alter von 8–10 Jahren überflüssig sind. Ganz im Gegenteil kann es bis zu diesem Alter durch Blockermanschetten zu erheblichen Schleimhautschäden kommen, die sekundär zu relevanten Trachealstenosen führen können.

Die Trachea kleiner Kinder ist kurz, sie hat bei Neugeborenen von der Stimmritze an gerechnet nur eine Länge von rund 4 cm, bei einem 2jährigen Kind nur eine Länge von rund 5 cm und bei einem 6jährigen Kind nur eine Länge von rund 6 cm. Die Bronchusabgänge sind im Gegensatz zum Erwach-

Tabelle 1. Anhaltszahlen für die Tubusgröße

		Innendurch- messer [mm]	Außenumfang (Charrière)
Neugeborene	< 2500 g	2,5	12
Neugeborene	> 2500 g	3,0	14
Säugling	6 Monate	3,5	16
Kleinkind	1 Jahr	4,0	18
Kleinkind	2 Jahre	4,5	20

senen bei Säuglingen und Kleinkindern gleichwinklig, so daß es bei zu tiefer Intubation sowohl zu rechts- als auch linksseitigen Fehllagen kommen kann.

Diese kurz dargestellten Besonderheiten haben direkten Einfluß auf das praktische Vorgehen bei der Intubation.

Tubusgröße, Tubusmaterial

Bei der Auswahl der Tubusgröße haben sich seit Jahren Anhaltszahlen bewährt, die sich entweder auf das Körpergewicht oder auf das Alter beziehen (Tabelle 1).

Ab dem 3. Lebensjahr gilt für den Außenumfang die Anhaltszahl: 18 + Alter. Die Umrechnung vom Innendurchmesser auf den Außenumfang erfolgt mit der einfachen Rechnung: $ID \cdot 4 + 2$ und umgekehrt.

Unabhängig von diesen Anhaltszahlen wird aber für jede Intubation eine Tubusgröße darunter und darüber bereitgelegt, um sie bei Größenvariationen des Kehlkopfes sofort zur Verfügung zu haben. Der Innendurchmesser des Tubus bestimmt in Verbindung mit der Tubuslänge im wesentlichen den Atemwegs- oder Beatmungswiderstand. Der Außenumfang ist dagegen die relevante Größe für eine Tubusleckage auf der einen und eine mögliche Druckschädigung der Trachealschleimhaut auf der anderen Seite. Gute Endotrachealtuben zeichnen sich dadurch aus, daß sie eine günstige Relation zwischen Innendurchmesser und Außenumfang haben, d. h. bei altersentsprechendem Außenumfang einen möglichst geringen Atemwegswiderstand bieten.

Die Auffassung, daß weiche Tuben zwangsläufig auch schleimhautfreundlich sind, ist nicht richtig. Die gute Verträglichkeit hängt mit von der chemischen Zusammensetzung und der Oberflächenbeschaffenheit der Tuben ab und nicht von der primär vorhandenen Elastizität.

In der Anästhesie empfehlen wir für die Intubation primär formstabile Tuben aus thermoplastischem Material, das sich bei Körpertemperatur der Kehlkopfanatomie anpaßt. Um endobronchiale Fehllagen zu vermeiden, benutzen wir Tuben, bei denen in Abhängigkeit vom Alter die Intubationstiefe distal der Stimmritze markiert ist. Man hat dadurch auch die Möglichkeit, senkundär durch Racheninspektion die Frage zu klären, ob evtl. eine Tubusdislokation vorliegt oder nicht.

Für die Intubation selbst verwenden wir im Säuglingsalter wegen des höher stehenden Kehlkopfs und der relativ großen Epiglottis einen geraden Spatel mit endständiger Lichtquelle, z. B. den Foregger- oder Miller-Spatel. Dabei wird die Epiglottis nicht routinemäßig, sondern nur bei Bedarf aufgeladen.

Bei Kleinkindern bevorzugen wir den Kinder-McIntosh-Spatel, ab dem 6. Lebensjahr den Erwachsenenspatel gleichen Typs. Eine Magill-Zange und ein Führungsstab müssen bereitliegen, werden aber nur in Ausnahmefällen verwendet.

Unter Normalbedingungen – nüchternes Kind ohne Risikofaktoren – kann die Intubation nach Inhalationseinleitung und ausreichender Narkosetiefe oder bei i. v.-Einleitung mit Relaxierung erfolgen. Wird Succinylcholin zur Relaxation verwendet, ist die Vorgabe von Atropin obligat.

Lagerung und Durchführung

Zur Intubation wird der Kopf in Schnüffelstellung gebracht und nicht überstreckt. Der Spatel wird vorsichtig eingeführt, Richtpunkt ist die Epiglottis, evtl. muß man sich den Kehlkopf mit dem kleinen Finger einstellen. Der Tubus muß sich ohne Widerstand einführen lassen, das Tubusleck darf aber auch nicht zu groß sein, sonst muß ein Tubus der nächsten Größe (darunter oder darüber) genommen werden. Die Intubationstiefe wird entsprechend der Längenmarkierung gewählt, die Kontrolle der Tubuslage erfolgt durch Inspektion und seitenvergleichende Auskultation, dabei ist auch die Auskultation über dem Magen obligat.

Die Standardintubation im Rahmen der Kinderanästhesie sollte die orotracheale Intubation sein. Die Fixierung des Tubus ist bei oraler Intubation sicher durchzuführen und für eine kurzzeitige Beatmung voll ausreichend. Das Vorschieben keimhaltigen Nasen-Rachen-Sekrets in die Trachea, mögliche Schleimhautverletzungen und Blutungen aus relativ großen Adenoiden bei Kleinkindern sind die wesentlichen Gründe, die gegen eine routinemäßige nasotracheale Intubation sprechen. Die Frage, wann intubiert werden muß, läßt sich durch folgende Punkte beschreiben: Die Intubation ist obligat bei

- allen Risikokindern,
- bei nicht sicher nüchternen Kindern,
- bei Säuglingen unter 6 Monaten,
- bei speziellen Lagerungen (Bauch-, Seitenlagerung),
- bei Eingriffen im Hals-, Mund- und Rachenbereich,
- bei operativen Eingriffen von mehr als 30 min Dauer.

Im Zweifelsfall sollte immer intubiert werden.

Narkosesysteme für die Kinderanästhesie

Über Jahrzehnte, bis zur Mitte der 50er Jahre, gab es im deutschsprachigen Raum für das Kindesalter nur ein Narkosesystem, und das war in Verbindung mit der Äthertropfnarkose die Schimmelbusch-Maske. Es gab davon, je nach

Alter, verschiedene Größen, in renommierten Lehrbüchern wurden sogar Haushaltsgegenstände in Form von kleinen Kaffeesieben empfohlen.

Die entscheidende Voraussetzung für dieses offene Narkosesystem war eine suffiziente Spontanatmung. Zwei Größen mußten deshalb besonders beachtet werden:

1. der Totraum,
2. der Systemwiderstand.

Bei Spontanatmung, und zwar primär gegen Raumluft, kam dem Totraum zwischen Gesicht und Schimmelbusch-Maske ein entscheidender Stellenwert zu, weil hierdurch das Ausmaß der Rückatmung bestimmt wurde. Ebenfalls relevant war für dieses Verfahren der Systemwiderstand, in praxi die Anzahl der Gazelagen, die über die Schimmelbusch-Maske gespannt wurden und gegen die das Kind atmen mußte.

Diese beiden Größen, Totraum und Systemwiderstand, spielen also im Rahmen der Spontanatmung eine entscheidende Rolle, bei einer Beatmung haben beide Größen jedoch einen erheblich geringeren Stellenwert, eine Tatsache, die in der weiteren Diskussion oft vergessen wurde.

Die Verwendung der Schimmelbusch-Maske stieß natürlich dort an ihre Grenzen, wo durch die Lokalisation oder die Art des Eingriffs andere Verfahren notwendig wurden. Als erstes spezielles Narkosesystem für Kinder wurde 1937 von Ayre das berühmte und noch heute aktuelle T-Stück in die Kinderanästhesie eingeführt. Hiermit war sowohl eine Spontanatmung als auch zum ersten Mal eine Beatmung möglich.

Durch die Anwendung von Cyclopropan wurden alternativ dazu v. a. in den USA, aus Kostengründen neue Kindernarkosesysteme entwickelt, bei denen der relativ hohe Frischgasflow des Ayreschen T-Stücks reduziert werden konnte. Hierzu zählen die halboffenen Ventilsysteme von Leigh-Belton, Lewis-Leigh usw.

Parallel dazu wurden Kindernarkosesysteme mit CO_2-Absorption entwickelt; die Pendelsysteme in den verschiedenen Größenvarianten wie auch die speziellen Kinderkreissysteme von Ohio und Bloomquist gehören in diese Gruppe.

Aufgrund erheblicher Nachteile – Ventilprobleme bei den halboffenen und den Kinderkreissystemen und Hyperthermie und Tracheobronchitiden durch Atemkalkpartikel bei den Pendelsystemen – haben sich diese Systeme in der Routine nicht durchsetzen können.

Das *Ayresche T-Stück* selbst und eine Vielzahl von Modifikationen wurden zum Standardnarkosesystem für das Kindesalter. Am weitesten verbreitet ist dabei das Jackson-Rees-System, in Deutschland das Kuhn-System und in jüngster Zeit noch das Bain-System.

Die *Vorteile* der halboffenen Spülgassysteme liegen in folgenden Punkten:

1. Sie sind einfach zu handhaben,
2. sie arbeiten ohne Ventile,
3. die Systemwiderstände sind äußerst niedrig,
4. sie sind wenig störanfällig.

Aber es gibt auch *Nachteile:* Der Frischgasfluß muß in Höhe des 2- bis 3fachen des Atemminutenvolumens liegen, um sicher eine Rückatmung zu verhindern. Dadurch ist der Frischgasverbrauch hoch, entsprechend hoch sind auch die Kosten und die Umgebungsbelastung. Die Überwachung der Ventilation ist aufgrund der Arbeitsweise des Systems nur in beschränktem Umfang möglich, entscheidende Größen wie z. B. die Messung des endexspiratorischen CO_2 sind wegen des Arbeitsprinzips dieser Systeme nicht anwendbar. Zusätzlich erfolgt die Beatmung mit kalten und trockenen Narkosegasen, eine Auskühlung, v. a. bei kleinen Kindern, und lokale Schleimhautschäden sind die Folge.

Um den Frischgasverbrauch und die Umgebungsbelastung mit Narkosegasen und -dämpfen zu senken und um die objektive Ventilationsüberwachung bei Kindern zu verbessern, haben wir vor rund 10 Jahren damit begonnen, nach Alternativen für das Kuhn-System zu suchen.

Ein erster Schritt in dieser Entwicklung war die Konstruktion des Paedi-Kindernarkosesystems. Ausgehend vom Ambu-Paedi-Ventil bauten wir ein halboffenes Ventilsystem, das jedoch wegen der Systemwiderstände nur für den Einsatz bei Säuglingen und Kleinkindern geeignet war. Die Messung des Beatmungsdrucks, eine Überdruckbegrenzung und die Beseitigung überschüssiger Narkosegase waren in das System integriert, die Volumenmessung bei den Ventilen mit Vorwärtsleckage jedoch nicht sinnvoll. Eine endexspiratorische CO_2-Messung konnte jedoch alternativ verwendet werden. Der Frischgasflow konnte gegenüber den Spülgassystemen deutlich reduziert werden, Werte um 4 l/min waren ausreichend. Die Beatmung erfolgte jedoch auch hier mit kalten und trockenen Narkosegasen, so daß bei einer Beatmung von mehr als 1 h Dauer zusätzlich eine Anfeuchtung und Vorwärmung notwendig wurde.

Angeregt durch Hinweise aus der Literatur untersuchten wir in einem nächsten Schritt die Frage, unter welchen Voraussetzungen ein *halbgeschlossenes Erwachsenenkreissystem* auch für die Narkosebeatmung von kleinen Kindern geeignet ist. Die Schwachstellen in unserem Standarderwachsenenkreissystem lagen in dem zu großen Totraum der Endstücke und in dem zu großen Volumen und der zu großen Compliance der Beatmungsschläuche. Wir änderten beides, indem wir stattdessen kleinere Schläuche mit starrer Wand und Endstücke mit niedrigem Totraum verwendeten. Diese speziellen Kinderschläuche und Endstücke haben wir in vergleichenden experimentellen, tierexperimentellen und klinischen Untersuchungen mit dem Kuhn- und Paedi-System verglichen.

In den experimentellen Untersuchungen bestimmten wir unter standardisierten Bedingungen das Ausmaß der Rückatmung in den 3 Systemen. Dabei zeigte das Kuhn-System in Abhängigkeit von der Relation Frischgasflow zu Atemminutenvolumen immer dann eine Rückatmung, wenn der Frischgasfluß unter dem 3fachen des Atemminutenvolumens lag. Weder das Paedi- noch das modifizierte Kreissystem zeigten unter diesen Bedingungen eine Rückatmung, d.h. daß die Ventile sicher funktionierten und der Totraum nicht zu groß war.

In den vergleichenden tierexperimentellen Untersuchungen fanden wir unter Spontanatmung sowie assistierter und kontrollierter Beatmung keine Unterschiede, weder in den arteriell gemessenen pCO_2- noch pO_2-Werten.

Bei den vergleichenden klinischen Untersuchungen zeigte sich das gleiche Ergebnis. Bei Säuglingen, die in flacher Halothan-Lachgas-Sauerstoff-Narkose spontan am Tubus atmen, hatte der Wechsel vom Kuhn- auf das modifizierte Erwachsenenkreissystem und umgekehrt weder einen Einfluß auf den kapillären pO_2 und pCO_2, noch auf den kontinuierlich gemessenen transkutanen pO_2-Wert.

Damit war klar, daß das für Kinder modifizierte Erwachsenenkreissystem für die Ventilation bei Kindern das gleiche zu leisten vermochte wie das Kuhn-System.

Aufgrund seines halbgeschlossenen Arbeitsprinzips hat das Kreissystem zusätzlich noch den Vorteil, daß die Inspirationsluft ausreichend vorgewärmt und angefeuchtet ist, ohne daß zusätzliche Geräte erforderlich sind. Ein Vergleich zwischen dem Kuhn-, dem Paedi- und dem Kreissystem bei Säuglingen und Kleinkindern zeigte eine um rund 2,5°C höhere Inspirationstemperatur und eine um rund 40–50% höhere relative Feuchtigkeit.

Zwei Hauptargumente werden immer wieder gegen den Einsatz eines solchen modifizierten Erwachsenenkreissystems in der Kinderanästhesie vorgebracht:

1. Der Totraum sei zu groß,
2. der Systemwiderstand sei zu hoch.

Zum Totraum: Dieser beginnt nicht, wie häufig angenommen, bei den Ventilen, sondern dort im Endstück, wo In- und Exspirationsschenkel nicht mehr getrennt verlaufen. Das Winkelstück unseres Systems hat einen Totraum von 5 ml, nach Einführen des Konnektors reduziert er sich auf etwa 2,4 ml. Das Y-Stück hat nur noch einen Totraum von 3 ml, der sich bei Konnektion auf Werte unter 0,5 ml verkleinert.

Zu den Systemwiderständen: Die von der ISO empfohlenen Werte für Neugeborene liegen bei einem Flow von 5 l/min bei 5 mbar (500 Pa) oder tiefer, die für größere Kinder bei einem Flow von 15 l/min in gleicher Höhe oder darunter. Unsere entsprechenden Werte bei Verwendung der Kinderschläuche liegen bei 5 l/min bei 0,4 mbar (40 Pa) und bei 15 l/min bei 1,5 mbar (150 Pa), also deutlich unter den von der ISO empfohlenen Werten. Aufgrund dieser Daten läßt sich aufzeigen, daß diese Schläuche im gesamten Kindesalter verwendet werden können.

Wir benutzen seit 1979 das Erwachsenenkreissystem in Verbindung mit den Kinderschläuchen als Standardnarkosesystem für Kinder *aller* Altersstufen.

Durch das einfache Auswechseln der Beatmungsschläuche entsteht aus dem Erwachsenenkreissystem ein voll leistungsfähiges **Kindernarkosesystem,** das nach unserer Ansicht folgende Vorteile bietet:

1. Das System ist jedem Anästhesisten vertraut.
2. Es gibt nur ein System für alle Altersstufen.
3. Zusätzliche Umbaumaßnahmen mit Ausnahme des Schlauchwechselns entfallen.
4. Die Beseitigung überschüssiger Narkosegase ist in das System integriert.
5. Der erforderliche Frischgasflow von 2–4 l/min ist niedrig, entsprechend auch die Kosten und die Umgebungsbelastung.

6. Die Anfeuchtung und Vorwärmung der Narkosegase und -dämpfe ist ausreichend, ohne daß zusätzliche Geräte erforderlich sind.
7. Die Überwachung der Narkosebeatmung ist in diesem System in vollem Umfang möglich: Die O_2- und Drucküberwachung sind bereits vorhanden, eine Volumenmessung ist vom Funktionsprinzip des Systems her möglich, aber technisch noch nicht realisiert, die Messung der endexspiratorischen CO_2-Konzentration ist aber alternativ dafür bereits für alle Altersstufen vorhanden.

Literatur

1. Altemeyer KH (1985) Narkose- und Überwachungssysteme für die Kinderanästhesie. Springer, Berlin Heidelberg New York Tokyo (Anästhesiologie und Intensivmedizin, Bd 170)
2. Gregory GA (1983) Pediatric anesthesia. Churchill Livingstone, New York Edinburgh London Melbourne
3. Podlesch I (1977) Anästhesie und Intensivbehandlung im Säuglings- und Kleinkindesalter. Thieme, Stuttgart
4. Smith RM (1980) Anesthesia for infants and children. Mosby, St. Louis Toronto London

Intraoperatives Monitoring, postoperative Überwachung und Antagonisierung

T. Fösel, K.-H. Altemeyer, S. Berg-Seiter, M. Schultz, C. Wick und H. Heinrich

Einleitung

Während einer Narkose ist ein Kind nicht nur durch den Einfluß verschiedener Anästhetika gefährdet, sondern auch durch die Operation selbst und die Unreife des Organismus. Daher müssen die vitalen Funktionen und die Homöostase in und nach Narkose genau überwacht werden.

Es stehen viele, z. T. teure Überwachungsgeräte zur Verfügung. Teilweise kann das Monitoring auch nur mit Hilfe invasiver Maßnahmen durchgeführt werden. Ziel dieser Übersicht soll es sein, Überwachungsmaßnahmen vorzustellen und ihren Stellenwert für die intra- und postoperative Überwachung festzulegen, damit eine rationale Auswahl getroffen werden kann. Für sinnvoll halten wir dabei eine Unterscheidung zwischen Standardmaßnahmen, die bei jedem Eingriff in Narkose durchgeführt werden sollten, und fakultativen, erweiternden Maßnahmen, deren Einsatz durch das Risiko des Patienten oder der Operation bestimmt ist. Außerdem werden Indikationen und Möglichkeiten für eine postoperative Antagonisierung aufgezeigt.

Überwachung der Ventilation

Standardmaßnahmen

Zu den Standardüberwachungsmaßnahmen der Ventilation zählen wir die Anwendung eines präkordialen Stethoskops, die Messung und Überwachung des Beatmungsdrucks und die Messung der inspiratorischen Sauerstoffkonzentration.

Präkordiales Stethoskop. Das präkordiale Stethoskop ist das billigste und einfachste Überwachungsmittel, aber eine rein subjektive Methode. Ein erfahrener Anästhesist kann damit die Ventilation hinreichend genau beurteilen. Zusätzliche Informationen liefert das präkordiale Stethoskop bei Plazierung auf dem linken Hemithorax über die Herzfrequenz und die Herztonqualität und damit indirekt über den Blutdruck.

Messung und Überwachung des Beatmungsdrucks. Die Messung und Überwachung des Beatmungsdrucks dient als Leckagealarm und damit als Geräteüberwachung.

Bei einer Drucklimitierung auf Werte von 15–20 cm H_2O und altersentsprechenden Frequenzen wird, eine normale Lungencompliance vorausgesetzt, eine hinreichend genaue Normoventilation erreicht [14]. Bei volumenkonstanter Beatmung kann über eine Druckänderung eine Änderung in der Compliance des Systems oder beim Patienten erkannt werden. Die DIN-Vorschrift 13 252 [2] sieht die Messung und Überwachung für jedes Narkoseatemsystem vor.

Einschränkungen: Bei Spülgassystemen kann die Druckmessung nur mit Hilfe von Zusatzeinrichtungen erfolgen. Außerdem ist bei den engen Tuben der Früh- und Neugeborenen der vor dem Tubus gemessene Druck nicht mit dem intraalveolaren Druck identisch.

Messung der inspiratorischen Sauerstoffkonzentration. Die Messung der inspiratorischen Sauerstoffkonzentration ist eine reine Überwachungsmaßnahme für das Narkosesystem, sie sagt nichts über den Sauerstoffbedarf des Patienten aus. Die DIN-Vorschrift 13 252 sieht eine Überwachung des inspiratorischen Sauerstoffs für jedes Narkosesystem vor [2]. Einschränkung: Bei Spülgassystemen wird nur die Konzentration des Frischgases und nicht das Inspirationsgas gemessen.

Erweiterte Maßnahmen

Zu den erweiterten Maßnahmen der Ventilationsüberwachung zählen wir die Messung des endexspiratorischen pCO_2, die Messung des Exspirationsvolumens, die Pulsoximetrie, die transkutanen Verfahren der pO_2- und der pCO_2-Messung sowie die Abnahme einer Blutgasanalyse.

Endexspiratorische CO_2-Messung. Die Messung des endexspiratorischen pCO_2 wird mit Hilfe der Infrarotabsorptionsmethode oder massenspektrometrisch durchgeführt. Unter normalen Ventilations-Perfussions-Verhältnissen liegt die Differenz zwischen dem arteriellen und dem endexspiratorischen pCO_2 unter 2 mm/Hg [15].

Indikationen: Eine Operationsdauer von über 60 min, kontrollierte Hyperventilation, Früherkennung einer malignen Hyperthermie bei kontrollierter Ventilation, Früherkennung einer Luftembolie. Außerdem kann die kontinuierliche endexspiratorische CO_2-Messung als Diskonnektionsalarm verwendet werden.

Einschränkungen: Bei der Geräteauswahl muß darauf geachtet werden, daß das Gerät zur Nulleichung nicht das Inspirationsgas nimmt, da sonst bei Rückatmung oder CO_2 im Narkosesystem falsch-niedrige Werte angezeigt werden. Nur das Gerät der Fa. Hewlett-Packard mit Kinder- und Erwachsenenküvette ist für alle Altersgruppen einsetzbar [3]. Die Messung des endexspiratorischen CO_2 kann bei Spülgassystemen nicht exakt durchgeführt werden, da eine Mischung aus Frischgasflow und Exspirationsgas falsch niedrige CO_2-Werte ergibt [6]. Bei groben Störungen des Ventilations-Perfusions-Verhältnisses läßt die Messung des endexspiratorischen pCO_2 keinen Rückschluß auf den arteriellen pCO_2 zu.

Messung des Exspirationsvolumens. Zur Messung des Exspirationsvolumens stehen viele Meßprinzipien zur Verfügung [4], von denen die Pneumotachographie die genauesten Ergebnisse liefert.

Einschränkungen: Die exakt arbeitenden Geräte wie der Pneumotachograph sind teuer und kompliziert zu eichen, bei den einfacheren Geräten wie Volumeter 2000 K (Dräger), Volumenmeßgerät LS 75 (Bourns) und Spiroflo-Respirometer (Phoenix Abboflex and Instruments Limited) oder Haloscale-Spirometer sind die Messungen erst ab einem Atemminutenvolumen über 4 l/min so exakt, daß ihre Anwendung sinnvoll ist [7]. Auch bei exakt messenden Geräten gewährleistet die Einstellung eines Beatmungsvolumens nach einem Nomogramm selbst bei Lungengesunden keineswegs eine Normoventilation [10]. Zudem ist die Messung des Exspirationsvolumens beim Spülgassystem nicht anwendbar.

Pulsoximetrie. Bei der Pulsoximetrie wird mit Hilfe der unterschiedlichen Infrarotabsorptionsspektren von reduziertem und oxidiertem Hämoglobin die Sauerstoffsättigung im arteriellen Blut bestimmt, die Korrelation zur arteriellen Sättigung ist sehr gut [16].

Einschränkungen: Beim fetalen Hämoglobin ist die Sauerstoffdissoziationskurve nach links verschoben, damit liegt der Sauerstoffpartialdruck bei einem bestimmten Sättigungsgrad tiefer als beim Erwachsenen. Außerdem liegen die Absorptionsspektren von Kohlenmonoxid, Hämoglobin und Methoxyhämoglobin im selben Bereich wie von oxidiertem Hämoglobin. Sie werden somit fälschlicherweise als oxidiertes Hämoglobin mitgemessen.

Transkutane pO_2- und pCO_2-Messungen. Für die transkutanen pO_2- und pCO_2-Messungen sehen wir wegen systematischer und technischer Probleme keine Anwendung im intraoperativen Bereich. Das Hauptanwendungsgebiet dieser Verfahren liegt nach wie vor in der pädiatrischen Intensivmedizin.

Blutgasanalyse. Die Blutgasanalyse kann venös, kapillär oder arteriell abgenommen werden. Eine venöse Blutgasanalyse läßt nur eine beschränkte Aussage für den Säure-Basen-Haushalt und die Ventilation zu. Die kapillär abgenommene Blutgasanalyse aus einem hyperämisierten Gebiet erlaubt nach der Neugeborenenperiode eine hinreichend genaue Beurteilung der Oxygenation, der Ventilation und des Säure-Basen-Haushalts. In der Neugeborenenperiode bringt nur die präduktal, d.h. aus einer A. radialis abgenommene Blutgasanalyse Sicherheit über die Oxygenation, die für diese Altersgruppe streng zwischen 60 und 100 mm/Hg eingestellt werden sollte, um die Gefahr einer retrolentalen Fibroplasie [1] bei Hyperoxie oder einen hypoxischen Schaden zu vermeiden.

Indikationen: Anästhesie im Neugeborenenalter bis zur 45. Gestationswoche bei einer Beatmung mit einem F_iO_2 über 0,25 und einer Anästhesiedauer über 30 min, hohes kardiales oder pulmonales Risiko des Patienten, Operationsdauer über 60 min, falls keine alternative Überwachungsmethode der Ventilation existiert.

Einschränkungen: Eine Blutgasanalyse ist immer eine invasive Methode, die nur eine punktuelle Aussage erlaubt. Außerdem ist die Aussagefähigkeit stark vom Ort und der Qualität der Abnahme abhängig.

Maßnahmen zur Überwachung der Herz-Kreislauf-Funktion

Standardmaßnahmen

Zu den Standardmaßnahmen bei der Überwachung der Herz-Kreislauf-Funktion zählt die Anwendung des präkordialen Stethoskops, die exakte Messung und Substitution von Blutverlusten sowie die unblutige Blutdruckmessung. Die Anwendung des präkordialen Stethoskops wurde bereits besprochen. Die Erfassung der Blutverluste muß durch genau gradierte Absauggefäße erfolgen. Die Substitution wird bei kleinen Kindern mit graduierten Spritzen, bei größeren Kindern mit Hilfe der Federwaage durchgeführt.

Unblutige Blutdruckmessung. Die unblutige Blutdruckmessung ist in jedem Lebensalter oszillometrisch (z. B. Dinamap) oder nach dem Doppler-Prinzip (z. B. Arteriosonde, Roche) durchführbar, ab dem Kleinkindesalter ist auch die konventionelle Methode nach Riva Rocci anwendbar. Bei der Verwendung der richtigen Manschettenbreite, die etwa zwei Drittel der Oberarmlänge betragen soll, liegt die Abweichung vom direkt gemessenen Blutdruck unter 3 mm/Hg [5, 9]. Die oszillometrische Methode ist weniger störanfällig und einfacher in der Anwendung.

Einschränkungen: Bei raschen Änderungen der Blutdruckwerte oder schweren bradykarden Rhythmusstörungen werden die Messungen ungenau [8]. Nach langandauernder Anwendung von Ultraschallsonden bei Frühgeborenen wurden Nervenläsionen beschrieben.

Erweiterte Maßnahmen

Wir rechnen die Anwendung eines EKG-Monitors, die kontinuierliche intraarterielle Blutdruckmessung, die Messung des zentralvenösen Drucks und die Verwendung eines Pulmonalarterienkatheters zu den erweiterten Überwachungsmaßnahmen.

EKG-Monitor. Der EKG-Monitor wird häufig nur zur kontinuierlichen Herzfrequenzanzeige benutzt, die auch mit anderen Methoden vorgenommen werden kann.

Indikation: Im Kindesalter besteht nach unserer Ansicht eine strenge Indikation für den Einsatz eines EKG-Monitors nur bei vorbestehenden, hämodynamisch wirksamen Rhythmusstörungen. Wenn ein EKG-Monitor vorhanden ist, sollte er jedoch eingesetzt werden.

Einschränkungen: Das EKG zeigt nur die elektrische und nicht die hämodynamische Aktivität des Herzens an.

Kontinuierliche intraarterielle Blutdruckmessung. Die intraarterielle Druckmessung wird durch die Einführung einer dünnen Kanüle von 20 oder 22 Gauge und eine Verbindung mit einem Druckaufnehmer erreicht. Für die Punktion der Arterien sind folgende Gefäße in absteigender Reihenfolge geeignet: A. radialis, A. brachialis, A. dorsalis pedis, A. tibialis posterior, A. femoralis, zudem kann im Neugeborenenalter auch die Nabelarterie katheterisiert werden.

Indikationen: Große, intraoperativ entstehende Blutverluste, längerdauernde Eingriffe bei Patienten mit hohem kardialen oder pulmonalem Risiko, Patienten, bei denen intra- oder postoperativ wiederholt Blutgasanalysen notwendig sind.

Einschränkungen: Die Einführung einer arteriellen Kanüle ist ein invasives Verfahren, das mit Ischämien oder Infektionen verbunden sein kann. Bei Nabelarterien kann dies zu Darmnekrosen oder Ischämien der unteren Extremität führen [12]. Am geringsten scheint die Komplikationsrate bei der A. radialis zu sei, wenn ein vorher durchgeführter Allen-Test kein pathologisches Ergebnis zeigt [11]. Eine falsche Plazierung des Druckaufnehmers kann fehlerhafte Werte ergeben. Der Referenzpunkt liegt auf Höhe des rechten Vorhofs.

Messung des zentralvenösen Drucks. Für die Einführung eines zentralvenösen Katheters sind die Gefäße in folgender Reihenfolge geeignet: V. jugularis interna, V. jugularis externa, V. subclavia, periphere Venen, V. femoralis.

Indikationen: Herzinsuffiziente Kinder, bei denen Operationen mit möglicherweise großen Volumenverschiebungen geplant sind, Operationen an der thorakalen oder abdominellen Aorta. Der Normwert für spontanatmende Kinder liegt zwischen -2 und $+2$ cm H_2O und damit tiefer als beim Erwachsenen.

Einschränkungen: Es handelt sich um ein invasives Verfahren mit Komplikationsmöglichkeiten durch die Gefäßpunktion sowie septischen Erscheinungen durch den Katheter. Die Plazierung des Druckaufnehmers bei der elektronischen ZVD-Messung muß sehr genau erfolgen, um Fehlinterpretationen zu vermeiden.

Pulmonalarterienkatheter. Indikation: Äußerst selten, denkbar z.B. bei schlechter isolierter linksventrikulärer Funktion oder schwerem septischem Schockzustand.

Einschränkungen: Invasives Verfahren mit den üblichen Komplikationsmöglichkeiten durch die Punktion sowie spezifischen Komplikationsmöglichkeiten des Pulmonalarterienkatheters. Für Neugeborene und kleine Kinder existiert nur ein zweilumiger Katheter ohne die Möglichkeit, das Herzminutenvolumen über die Thermodilutionsmethode zu messen.

Überwachung des Wasser-Elektrolyt-Haushalts und der Nierenfunktion

Standardmaßnahmen

Zu den Standardüberwachungen im Bereich des Wasser-Elektrolyt-Haushalts zählen wir die kontrollierte Steuerung der Infusionszufuhr. Möglichkeiten sind Infusionspumpen, Drosselklemmen oder entsprechende Tropfkammern.

Erweiterte Maßnahmen

Dazu rechnen wir die Bestimmung des Stundenurins mit Hilfe eines Blasenkatheters sowie die intermittierende Kontrolle der Elektrolyte.

Messung des Stundenurins. Diese geschieht meist mit Hilfe eines Blasenkatheters oder besser mit einer suprapubischen Ableitung.

Indikation: Dringender Verdacht auf eine Oligo-/Anurie, Katheter aus chirurgischer Indikation notwendig.

Einschränkungen: Der Blasenkatheter kann als Eintrittspforte für eine Infektion dienen. Auch bei kürzerer Liegedauer sind narbige Urethrastenosen bekannt geworden, deshalb sollte immer die Möglichkeit einer suprapubischen Ableitung erwogen werden.

Kontrolle der Elektrolyte. Indikation: Bei präoperativ bestehenden Elektrolytstörungen, bei großen Volumenverschiebungen und im Schock sollten die Elektrolyte Natrium und Kalium auch intraoperativ kontrolliert werden. Im Neugeborenenalter ist bei langdauernden Operationen eine Kontrolle des Kalziumspiegels empfehlenswert.

Überwachung des Stoffwechsels

Die Kontrolle des Stoffwechsels wird intraoperativ in wiederholten Messungen des Blutzuckers bestehen.

Indikationen: Operationen bei Früh- und Neugeborenen, diabetische Kinder oder Hyperinsulinismus.

Messung und Überwachung der Körpertemperatur

Die Messung und Überwachung der Körpertemperatur zählt zu den Standardmaßnahmen. Sie dient nicht nur der Kontrolle der Hypothermie, sondern dient auch zur Früherkennung einer malignen Hyperthermie, wenn die Temperatursteigerung 1°C in 30 min übertrifft.

Überwachung des zentralnervösen Systems

Zur Überwachung des zentralnervösen Systems existiert neben der klinischen Beobachtung als etablierte Überwachungsmaßnahme nur die intrakranielle Druckmessung, die jedoch eine indirekte Methode ist.

Indikation: Sie ist bei jeder extrakraniellen Operation eines Schädel-Hirn-Verletzten mit einem Glasgow-Coma-Scale-Wert unter 7 indiziert. Außerdem sollte bei liegender Ventrikeldrainage der intrakranielle Druck gemessen werden.

Antagonisierung

Antagonisierung von Muskelrelaxanzien

In der Neugeborenenperiode wirft die Überwachung des Relaxierungsgrads Schwierigkeiten auf, da die Wirkdauer nur schwer vorherzusagen ist. Am besten läßt sich also die Überwachung der neuromuskulären Blockade und damit die Frage der Antagonisierung mit Hilfe der Registrierung der Blocktiefe erreichen. Diese kann visuell, elektromechanisch oder elektromyographisch durchgeführt werden. Die visuelle Messung der Blocktiefe ist zu ungenau, die elektromechanische bzw. -myographische Überwachung befindet sich noch im Erprobungsstadium.

Eine Antagonisierung kann auch bei beginnender Spontanatmung durchgeführt werden, da dann bereits eine mindestens 25%ige Erholung stattgefunden hat. Nach dem 1. Lebensjahr ist eine Antagonisierung auch erlaubt, wenn nach den pharmakokinetischen Daten des entsprechenden Muskelrelaxans eine teilweise Erholung erwartet werden kann.

Zur Durchführung der Antagonisierung von Muskelrelaxanzien werden Cholinesterasehemmer angewandt. Vor jedem Cholinesterasehemmer ist Atropin indiziert, um die muskarinartigen Nebenwirkungen zu unterdrücken. Am häufigsten werden die quarternären Cholinesterasehemmer Neostigmin und Pyridostigmin eingesetzt, wir ziehen Pyridostigmin in einer Dosierung von 0,1 mg/kg KG vor. Es ist zwar 25–50% schwächer als Neostigmin und braucht auch eine längere Zeit bis zum Wirkungseintritt, jedoch ist auch die Wirkdauer erheblich verlängert und die Rate an Nebenwirkungen auf Herz und Magen-Darm-Trakt herabgesetzt [13].

Kontraindikationen für die Anwendung von Cholinesterasehemmer sind schwere chronische pulmonale Erkrankungen mit Spastik sowie schwere kardiozirkulatorische Vorerkrankungen.

Antagonisierung von Opiaten

Ein Opiatüberhang läßt sich klinisch an langen Apnoephasen oder Hypoventilation mit niedrigen Atemfrequenzen und hohen Hubvolumina erkennen. Da für den intraoperativen Einsatz höherer Opiatendosen meist eine besondere Indikation vorliegt – genannt seien schwere kardiovaskuläre Vorerkrankungen – ziehen wir die Nachbeatmung gegenüber einer Antagonisierung in solchen Fällen vor. Werden Opiate antagonisiert, verwenden wir den reinen Antagonisten Naloxon in einer Dosierung von 1µg/kg KG, als Repetitionsdosis wird 5 min nach der Erstinjektion die Hälfte der Initialdosis gegeben. Bei zu rascher Injektion oder zu hoher Dosierung treten plötzliche Schmerzen und eine maximale endogene Katecholaminausschüttung auf.

Postoperative Überwachung

Auch in der postoperativen Phase müssen die Vitalfunktionen solange überwacht werden, bis mit einer Gefährdung nicht mehr zu rechnen ist. Art und Dauer der Überwachungsmaßnahme hängt von Art und Dauer des operativen Eingriffs sowie dem präoperativen Zustand des Kindes ab. Es werden die vitalen Funktionen Atmung und Kreislauf, Wasser-Elektrolyt-Haushalt und Temperatur überwacht. In der postoperativen Phase ist die Atemüberwachung meist rein klinisch; Atemfrequenz, Atemtiefe, Art und Atemtyp müssen ebenso registriert werden wie die Hautfarbe des Patienten. Eine plethysmographische Registrierung der Atemfrequenz mag die Überwachung erleichtern, jedoch gilt es zu beachten, daß bei verlegten Atemwegen mit paradoxer Atmung immer noch Atembewegungen vorgetäuscht werden. In Zukunft könnte sich die Pulsoximetrie als Überwachungsverfahren der Wahl erweisen, da gleichzeitig Oxygenation und Zirkulation überwacht werden. Bei der Herz-Kreislauf-Überwachung ist die kurzfristige Kontrolle von Puls und Blutdruck mit den üblichen Maßnahmen notwendig. Zudem muß nach möglichen Nachblutungen in Drainagen oder Wundverbänden gefahndet werden. Die Überwachung der postoperativ geänderten Infusionszufuhr wird mit den gleichen Maßnahmen wie intraoperativ durchgeführt. Für wichtig halten wir auch, daß im postoperativen Bereich engmaschige Temperaturkontrollen durchgeführt werden, um eine noch spät einsetzende maligne Hyperthermie erkennen zu können.

Die Anwendung vielfältiger Monitore darf den Anästhesisten nicht davon abhalten, den Patienten vor allem klinisch zu überwachen. Hautfarbe, Puls, Mikrozirkulation, Atembewegungen und die Beobachtung des Operationsgebiets lassen Gefahren frühzeitig erkennen und eine Abhilfe schaffen, bevor meßbare Veränderungen aufgetreten sind.

Literatur

1. Betts EK, Downes JJ, Schaffer DB, John R (1977) Retrolental fibroplasia and oxygen administration during general anaesthesia. Anesthesiology 47:518
2. DIN-Vorschrift 13 252 zur Sicherheit und Instandhaltung medizinisch-technischer Geräte (1983) Anasth Intensivmed 24:193
3. Fösel T, Altenmeyer KH, Dick W (1983) Anforderungen an die endexspiratorische CO_2-Messung im Säuglings- und Kleinkindesalter. Experimentelle Untersuchungen zur Genauigkeit verschiedener, im Handel befindlicher Monitore. In: Ahnefeld FW, Altemeyer KH, Bergmann H, et al. (Hrsg) Narkosebeatmung im Kindesalter. Springer, Berlin Heidelberg New York Tokyo (Klinische Anästhesiologie und Intensivmedizin, Bd 26)
4. Fösel T, Altemeyer KH, Heinrich H, Lotz P (1984) Möglichkeiten und Grenzen der Ventilationsüberwachung bei Narkosen von Säuglingen und Kleinkindern. Anaesthesist 33:31
5. Friesen RH, Lichtor JL (1981) Indirect measurements of blood pressure in neonates and infants utilizing an automatic noninvasive oscillometric monitor. Anesth Analg (Cleve) 30:742
6. Gravenstein N, Lampotang MS, Beneken JEW (1984) Bain circuit: Influences on capnography. Anesthesiology 61 (3a):A 172

7. Heinrich H, Altemeyer KH (1983) Experimentelle Untersuchungen zur Messung des Exspirationsvolumens bei Säuglingen und Kleinkindern. In: Ahnefeld FW, Altemeyer KH, Bergmann H et al. (Hrsg) Narkosebeatmung im Kindesalter. Springer, Berlin Heidelberg New York Tokyo (Klinische Anästhesiologie und Intensivmedizin, Bd 26)
8. Hutten P, Dye J, Prys-Roberts C (1984) An assessment of the Dinamap 845. Anesthesia 39:269
9. Kimble KJ, Darnal RA, Yelderman M, Ariagno RL, Ream AK (1981) An automatic oscillometric technique for estimating mean arterial pressure in critically ill newborn. Anesthesiology 54:423
10. Podlesch I, Purschke R, Schettler D (1973) Untersuchungen über die Brauchbarkeit von Nomogrammen nach Engström und nach Radford zur künstlichen Beatmung von Säuglingen. Anaesthesist 22:106
11. Smith-Wright DL, Green TD, Loch JE, Egar MJ, Fuhrmann BP (1984) Complications of vascular catherization in critically ill children. Crit Care Med 12:1015
12. Todres ID, Rogers MC, Shanon DC, Moylan FMB (1975) Percutaneous catherization of the radial artery in critically ill neonates. J Pediatr 87:273
13. Vickers MD, Wood-Smith FG, Stewart HC (1979) Drugs in anaesthetic practise. Butterworth, London Boston
14. Wawersik J (1976) Respiratorische Probleme bei Säuglingsnarkosen. In: Ahnefeld FW, Bergmann H, Burri C et al. (Hrsg) Der Risikopatient in der Anästhesie. 2. Respiratorische Störungen. Springer, Berlin Heidelberg New York (Klinische Anästhesiologie und Intensivmedizin, Bd 12)
15. Whitsell R, Assidao C, Gollmann D, Jablonski J (1981) Relationship between arterial and peak expired carbon dioxide pressure during anesthesia and factors influencing the difference. Anesth Analg (Cleve) 60:508
16. Yelderman N, New W (1983) Evaluation of pulse oximetry. Anesthesiology 59:349

Grundlagen der perioperativen Infusionstherapie

E. Breucking

Die Körperflüssigkeiten stehen als „milieu interne" in enger Wechselbeziehung mit allen Vitalfunktionen; Imbalancen der Wasser-Elektrolyt-Homöostase können unmittelbar zu Störungen der Vitalfunktionen führen.

Physiologische Grundlagen

Voraussetzung für eine adäquate Infusionstherapie im Kindesalter ist die Kenntnis der physiologischen Regulationen des Wasser-Elektrolyt-Haushalts sowie deren Veränderung durch Narkose und Operation.

Folgende Unterschiede zwischen kleinen Kindern und Erwachsenen sind besonders wichtig [19].

1. Der Anteil des Gesamtkörperwassers am Körpergewicht ist bei Kindern größer als bei Erwachsenen; bei Säuglingen beträgt er 75% gegenüber 60% beim Erwachsenen.
2. Die Flüssigkeitsräume stehen in anderer Relation zueinander. Das Wichtigste ist der große Extrazellulärraum, der bei Neugeborenen bis 40%, bei Frühgeborenen sogar 60% betragen kann. Erst bei älteren Schulkindern fällt der Anteil auf den Wert der Erwachsenen von 20%.
3. Kleine Kinder haben bezogen auf das Körpergewicht eine viel größere Körperoberfläche als Erwachsene, das bedeutet auch eine viel größere Perspiratio insensibilis. Bezogen auf die Körperoberfläche ist aber ihr Wasserbestand nur etwa halb so groß wie beim Erwachsenen, woraus eine sehr viel größere Störmöglichkeit durch die insensiblen Verluste resultiert.
4. Die Nierenfunktion befindet sich nach der Geburt noch in Reifung. Die glomeruläre Filtrationsrate nimmt im Laufe des 1. Lebensjahrs um das 5fache zu und erreicht die Erwachsenenwerte von 120 ml/min/1,73 m^2 KOF erst im Alter von 12–14 Monaten [5, 13, 16]. Auch der Tubulusapparat ist beim Neugeborenen noch nicht voll ausgebildet. Der distale Tubulus und die Natriumrückresorption sind funktionstüchtig. Proximaler Tubulus und Henle-Schleifen nehmen aber erst im Verlauf des 1. Lebensjahrs so an Größe zu, daß sie im 2. Lebensjahr ihre volle Funktion erreichen [16]. Neugeborene und Säuglinge können deshalb ihren Urin nur auf 600–700 mosmol/l konzentrieren [6, 10, 16], größere Kinder und Erwachsene auf 1000–12000 mosmol/l. Dagegen können sie aber die volle Verdünnungsleistung auf 50 mosmol/l erbringen.

Die geringe Konzentrationsfähigkeit der Niere steht in enger Beziehung zur niedrigen Harnstoffexkretion, da Harnstoff bei der anabolen Stoffwechsellage der Säuglinge nur in ganz geringem Maße anfällt.

5. Die hormonellen Regulationen des Wasser-Elektrolyt-Haushalts sind schon bei Neugeborenen intakt, d.h. sowohl Aldosteron als auch ADH werden gebildet und sind am Erfolgsorgan Niere wirksam [7, 13, 16].
   Zusammenfassend kann man sagen, daß die Nierenfunktion im Säuglingsalter keine qualitativen, jedoch erhebliche quantitative Unterschiede zum Erwachsenen zeigt, damit aber den besonderen Stoffwechselverhältnissen dieser Altersstufe gut angepaßt ist.

6. Pro 100 metabolisierte Kalorien benötigt ein Säugling 100 ml Wasser. Diese Korrelation im Kalorien- und Flüssigkeitsbedarf gilt für alle Altersstufen. Entsprechend seinem deutlich höheren Grundumsatz hat der Säugling auch einen deutlich höheren Wasser- und Elektrolytumsatz als Erwachsene.

Aus allen diesen Punkten ergibt sich, daß die Toleranz gegenüber fehlerhaften Infusionsregimen umso geringer ist, je jünger das Kind ist. Oder mit Ewerbeck: „Je kleiner der Topf, um so schneller ist er leer, um so leichter läuft er über!" [11].

Präoperative Wasser- und Elektrolytsubstitution

Der perioperative Zeitraum umfaßt 3 Phasen, die präoperative, die intraoperative und die postoperative Zeitspanne.

Ein gesundes Kind braucht vor einem Wahleingriff i.allg. keine Infusionstherapie. Die Karenzzeiten der Nahrungs- und Flüssigkeitsaufnahme müssen altersabhängig festgelegt werden.

Folgende Nüchternzeiten haben sich bewährt:

- Säuglinge <6 Monate   4 h,
- Säuglinge >6 Monate   6 h,
- Kleinkinder   6 h,
- Schulkinder   6–10 h.

Entsprechend dem erwarteten Operationstermin wird für Säuglinge und Kleinkinder eine nächtliche Teemahlzeit festgelegt, für die das Kind auch geweckt werden muß, damit es zur Narkose und Operation nicht mit einem Flüssigkeitsdefizit kommt. Die Folgen solcher Defizite sieht man intraoperativ als Durstfieber oder Kreislaufinsuffizienz bei reduziertem Extrazellulärvolumen.

Verzögert sich jedoch die Operation, so muß eine Infusionstherapie eingeleitet werden, da die Ausscheidung an Wasser und Elektrolyten weitergeht. Wie Dick bereits 1973 zeigen konnte, verliert ein Säugling im Rahmen einer 11stündigen Flüssigkeitskarenz immerhin ca. 10% seines Extrazellulärvolumens, anders ausgedrückt 2–3 ml/kg KG stündlich [1, 9].

Aufgrund umfangreicher Bilanzuntersuchungen bei Säuglingen, Kleinkindern und Schulkindern können wir nach Altemeyer [3] folgenden Basisbedarf für die Wasser- und Elektrolytsubstitution in der präoperativen Phase empfehlen:

Basisbedarf an Flüssigkeit (ml/kg KG/Tag):

1. Lebenstag	50– 70
2. Lebenstag	70– 90
3. Lebenstag	80–100
4. Lebenstag	100–130
5. Lebenstag	100–130
1. Lebensjahr	100–140
2. Lebensjahr	80–120
3.– 5. Lebensjahr	80–100
6.–10. Lebensjahr	60– 80
10.–14. Lebensjahr	50– 70

Basisbedarf an Elektrolyten (mmol/kg KG/Tag):

– Natrium	3 –5
– Kalium	1 –3
– Kalzium	0,1–1
– Magnesium	0,1–0,7
– Chlorid	3 –5
– Phosphat	0,5–1

Bestehen jedoch pathologische Veränderungen, die zu Störungen im Wasser- und Elektrolyt-Haushalt geführt haben, so muß außer diesem Basisbedarf zusätzlich ein Korrekturbedarf ermittelt oder abgeschätzt werden.

Flüssigkeitsdefizite lassen sich besonders gut auf das Körpergewicht beziehen. Ein leichtes Flüssigkeitsdefizit liegt vor, wenn das Körpergewicht um 5% abnimmt. Von mäßiger Dehydratation spricht man bei einem Gewichtsverlust von 10%, von schwerer Dehydratation bei mehr als 10% Gewichtsverlust.

Gewichtsabnahmen von über 15% bedeuten eine lebensgefährliche Exsikkose [8].

Als Korrekturlösungen eignen sich im 1. und 2. Lebensjahr Halbelektrolytlösungen mit 5% Glukose, ab dem 3. Lebensjahr Ringer-Laktatlösung. In schweren Fällen kann auf 5%ige Humanalbuminlösung zusätzlich kaum verzichtet werden. Bis zum Einsetzen der Diurese sollten kaliumfreie oder kaliumarme Lösungen infundiert werden, danach muß nach dem Serumionogramm substituiert werden.

Ein Krankheitsbild aus der Fülle der Wasser-Elektrolyt-Homöostasestörungen möchte ich herausgreifen, weil es ein Alltagsproblem darstellt, dem jeder Anästhesist immer wieder begegnet: die hypertrophische Pylorusstenose. Diese typischerweise 5 Wochen alten Säuglinge haben eine Exsikkose mit Gewichtsverlust und pathognomonisch durch den erheblichen und andauernden Magensaftverlust eine ausgeprägte hypokaliämische metabolische Alkalose. Zur Kompensation hypoventilieren die Kinder. Da die Operation nie eine Notfallmaßnahme darstellt, kann und muß man die fehlenden Kalium- und Chloridionen präoperativ ersetzen, bis das Serumkalium normal und der Baseexcess

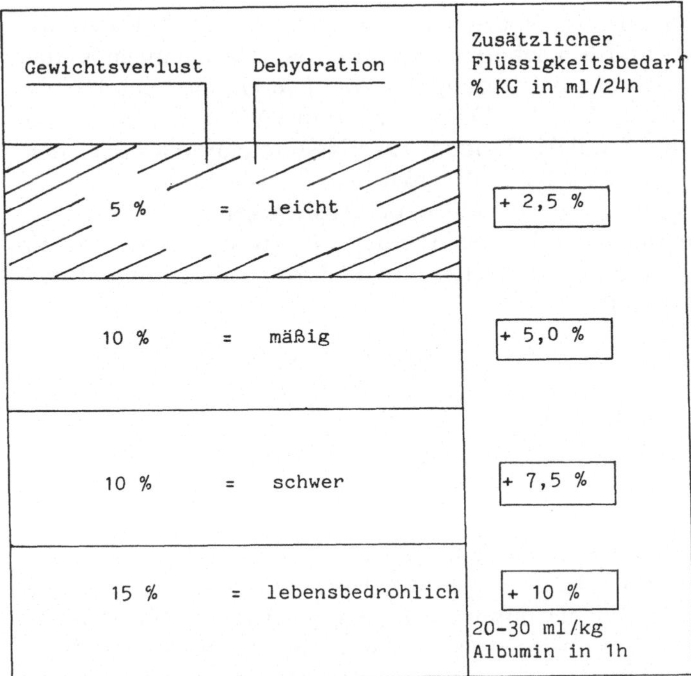

Abb. 1. Schweregrade und Therapie der Dehydratationen. (Nach Dick et al. [9])

ausgeglichen oder wenigstens nicht mehr als $+5$ ist. Andernfalls würde mit dem Beginn der Narkose durch die Normoventilation die respiratorische Kompensation des Säure-Basen-Gleichgewichts wegfallen und der pH abrupt ansteigen. Die akute Alkalose kann aber zu nicht voraussehbaren Elektrolytverschiebungen und vor allem zur Kreislaufdepression führen [9, 20].

Intraoperative Infusionstherapie

Durch Narkose und Operation kommt es zu spezifischen Veränderungen der Wasser- und Elektrolytregulation, denen bei der intraoperativen Infusionstherapie Rechnung getragen werden muß. Sie sind zunächst Folgen der allgemeinen Streßreaktion. So steigt schon mit Beginn der Narkose die Aldosteronsekretion [14]. Bis zum Operationsbeginn kommt der Anstieg des antidiuretischen Hormons hinzu [15, 18]. Beide Mechanismen führen zur Wasserretention und Abnahme der Urinproduktion.

Weiterhin bringt das Kind ein Flüssigkeitsdefizit aus der Nüchternperiode mit in den intraoperativen Zeitraum mit erhöhter Perspiratio insensibilis, z. B. durch Beatmung mit trockenen Narkosegasen, durch Sequestration ins Wundgebiet, durch Verluste an Magensaft, Darmsekreten oder Blut.

Mit diesen letztgenannten Flüssigkeiten gehen auch größere Mengen an Natrium verloren, was den Hyperaldosteronismus weiter verstärken kann. Wie wir seit den Arbeiten von Bennett [7] wissen, ist die Stimulation der Aldosteronsekretion bereits bei Früh- und Neugeborenen nachweisbar. Diese jungen Kinder haben aber eine Basisnatriumausscheidung über die Nieren, die auch bei Hyponatriämie bestehen bleibt [6, 7, 13]. Die intraoperative Wasser- und Elektrolytsubstitution muß also sowohl der Tendenz zur Wasserretention als auch dem Natriumverlust entgegenwirken. Sie muß außer dem Basisbedarf auch die zusätzlichen typischen intraoperativen Verluste berücksichtigen.

Aufgrund dieser Überlegungen kommt Altemeyer [3] zu folgenden Empfehlungen für die intraoperative Flüssigkeits- und Elektrolytsubstitution (NaCl-reiche Lösung 70–100 mmol/l):

Dosierung (ml/kg/h):

1.– 5. Lebensjahr	6–10
6.–10. Lebensjahr	4– 8
10.–14. Lebensjahr	2– 6

Die Flüssigkeitsmengen variieren mit dem Alter des Kindes und mit der Lokalisation des Eingriffs, d.h. bei Eröffnung großer Körperhöhlen ist die maximale, bei peripheren Eingriffen die minimale Menge zu wählen. Natriumreich muß die intraoperative Infusionslösung sein, um die bereits erwähnten Natriumverluste über Niere, Sekrete und Sequestration ins Wundgebiet zu kompensieren [9]. Außerdem ist die Adiuretinwirkung als Sofortreaktion bereits intraoperativ wirksam. Die Infusion „freien Wassers", z.B. als 5%ige Glukoselösung würde in dieser Situation eine Verdünnungshyponatriämie mit der Gefahr einer raschen Wasserintoxikation bewirken. Folgen könnten Hirn- oder Lungenödem sein. Die Wirkung der stimulierten Aldosteronsekretion setzt erst mit einer Latenzzeit ein, hält dafür aber viele Stunden an. Sie könnte unter der Infusion „freien Wassers" trotz maximaler Natriumrückresorption die Isotonie im Extrazellulärraum nicht erreichen, würde aber durch die bewirkte Oligurie weit über das Ziel physiologisch sinnvoller Reaktionen hinausgehen. Eine Natriumkonzentration von 100 mmol/l ist zur intraoperativen Substitution am besten geeignet, um eine ausreichende Hemmung der ADH- und Aldosteronsekretion und Konstanthaltung des Extrazellulärvolumens zu bewirken [17].

Auf eine intraoperative Kaliumsubstitution sollte wegen der unübersichtlichen Bilanzverhältnisse verzichtet werden [9]. Bei versehentlicher Schnellinfusion könnte rasch eine Hyperkaliämie mit ihren deletären Folgen provoziert werden.

Eine weitere streßinduzierte Besonderheit betrifft die Glukoseregulation. In der unmittelbaren posttraumatischen Phase kommt es unter der Infusion mit Glukose oder Zuckeraustauschstoffen regelmäßig zu einem Blutzuckeranstieg [2, 3, 12]. Infundiert man dagegen zuckerfreie Lösungen, bleibt der Blutzuckeranstieg aus. Ursache des Blutzuckeranstiegs ist die drastische Erhöhung der Glukagonsekretion sowie auch der anderer antiinsulinärer Hormone. Der Insulinspiegel dagegen bleibt nahezu unverändert. Er kann zwar auf die Blutzuckererhöhung mit einem Anstieg reagieren, der jedoch nie das Ausmaß des Glukagonanstiegs ausmacht [4]. Die Glukagonerhöhung bis auf das 5fache der

Norm ist eine Streßreaktion, die unabhängig von der Glukosezufuhr und dem Blutzuckerspiegel in jedem Fall im Narkosebeginn abläuft.

Konsequenz daraus ist, daß ein Anteil von 5% Glukose in der intraoperativen Elektrolytlösung möglich ist. Glukosezusätze von mehr als 5% können bei der altersentsprechenden Infusionsmenge zu Hyperglykämie und Hyperosmolarität führen und sollten deshalb vermieden werden. Hypoglykämien können in jedem Fall auch beim kleinen Säugling durch den 5%igen Glukoseanteil verhindert werden [2, 3, 4, 12].

Postoperative Infusionstherapie

Nach den typischen kinderchirurgischen Routineeingriffen bei Phimosen, Leistenhernien usw. ist nur für die Dauer der Nüchternheit, also maximal 6 h, eine Infusionstherapie erforderlich. Nach Appendektomien ist eine eintägige, nach größeren intraabdominellen Eingriffen auch eine mehrtägige Flüssigkeits- und Nahrungskarenz notwendig. Kinder in gutem Ernährungszustand, ausgenommen Früh- und Neugeborene, kann man für einen Zeitraum von 3 Tagen bedenkenlos mit alleiniger Infusion von Wasser und Elektrolyten mit einem 5%igen Glukosezusatz behandeln. Die Dosierung entspricht dem für die präoperative Phase angegebenen Schema. Wegen der zunächst noch bestehenden ADH- und Aldosteronwirkung sollte für die Flüssigkeitsmenge der untere, für die Natriumsubstitution der obere Wert der Norm angesetzt werden. Natürlich

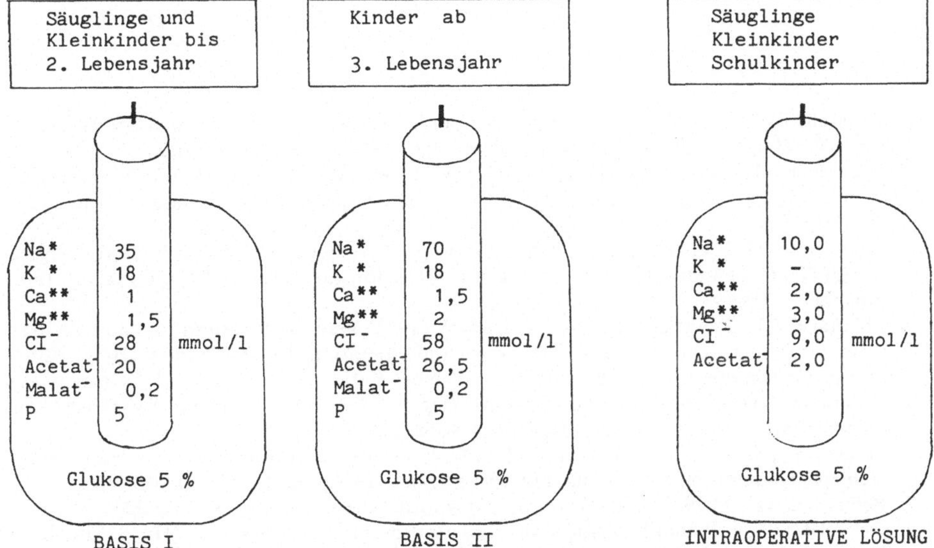

Abb. 2. Basislösungen für die perioperative Infusionstherapie im Kindesalter. (Nach Dick et al. [9])

muß Kalium in der empfohlenen Menge von 1–3 mmol/kg/24 h substituiert werden. Zusätzliche Verluste über Drainagen, Sonden und dergleichen müssen gesondert ersetzt werden.

Zusammenfassung

Für die perioperative Infusionsbehandlung im Kindesalter gelten folgende Grundsätze:

1. Die altersspezifischen physiologischen Besonderheiten müssen bei der Wasser- und Elektrolytsubstitution berücksichtigt werden.
2. Die Dosierungsempfehlungen für die präoperative Phase decken sich weitgehend mit denen der „konservativen Pädiatrie".
3. In der intraoperativen und direkten postoperativen Phase kommen charakteristische, streßinduzierte Veränderungen hinzu, die den Wasser-Elektrolyt-Haushalt und den Kohlenhydratstoffwechsel beeinflussen und zusätzlich berücksichtigt werden müssen.

Man könnte nun jedem Kind seine individuelle Lösung mischen. Das wäre jedoch für die Routine zu umständlich und auch unnötig. Mit 2 Infusionslösungen, die sich im wesentlichen nur in der Natriumkonzentration unterscheiden, kann man den perioperativen Basisbedarf für das gesamte Kindesalter abdecken.

Altemeyer hat aufgrund seiner Bilanzuntersuchung 2 Basislösungen entwikkelt, durch die man bei altersentsprechender Flüssigkeitssubstitution gleichzeitig den entsprechenden Elektrolytbedarf zuführt [2, 3]. In der intraoperativen Phase genügt eine Lösung für alle Altersstufen.

Literatur

1. Ahnefeld FW (1976) Prä-, intra- und postoperative Infusionstherapie In: Dick W, Ahnefeld FW (Hrsg) Kinderanästhesie. Springer, Berlin Heidelberg New York
2. Altemeyer KH, Schöch G, Breucking E, Seeling W, Schmitz E, Dick W (1979) Vergleichende Untersuchungen zur perioperativen Infusionstherapie im Kindesalter. Infusionsther 6:63–71
3. Altemeyer KH, Breucking E, Schöch G, Seeling W, Bindewald H, Dick W (1981) Vergleichende Untersuchungen zur perioperativen Infusionstherapie im Säuglingsalter. Infusionsther 8:36–43
4. Altemeyer KH, Breucking E, Fösel T, Dick W (1983) Veränderungen in der Stoffwechselregulation unter dem Einfluß von Narkose und Operation. In: Pohlandt F (Hrsg) Pädiatrische Intensivmedizin V. Thieme, Stuttgart New York
5. Bachmann KD (1976) Physiologische Grundlagen. In: Dick W, Ahnefeld FW (Hrsg) Kinderanästhesie. Springer, Berlin Heidelberg New York
6. Bennett EJ, Bowyer DE, Jenkins MT (1971) Studies in Aldosterone Excretion of the Neonate Undergoing Anesthesia and Surgery. Anesth Analg (Cleve) 50:638–648
7. Bennett EJ (1975) Fluid Balance in the Newborn. Anesthesiology 43:210–224
8. Dell RB (1973) Pathophysiologie of Dehydration. In: Winters RW (Hrsg) The Body Fluids in Pediatrics. Little Brown, Boston
9. Dick W, Altemeyer KH, Schöch G (1977) Perioperative Infusionsbehandlung im Kindesalter. Infusionsther 4:11–18 (1977)

10. Dominick HC (1978) Grundlagen des Wasser-Elektrolyt- und Säuren-Basen-Haushaltes. In: Ahnefeld FW, Bergmann H, Burri C, Dick W, Halmagyi M, Rügheimer E (Hrsg) Grundlagen der Ernährungsbehandlung im Kindesalter. Springer, Berlin Heidelberg New York (Klinische Anästhesiologie und Intensivtherapie, Bd. 16)

11. Ewerbeck H (1973) Die Korrektur der Störungen im Wasser-, Elektrolyt- und Säuren-Basen-Haushalt bei Säuglingen und Kleinkindern In: Ahnefeld FW, Burri C, Dick W, Halmagyi M (Hrsg) Infusionstherapie I. Lehmann, München (Klinische Anästhesiologie, Bd 3)

12. Hampe E, Altemeyer KH, Dick W, Schöch G (1977) Perioperative Infusionsbehandlung im Kindesalter (II). Infusionsther 4:205–209

13. Oetliker OH (1975) Physiologische Grundlagen zur Therapie der Wasser-, Elektrolyt- und Säure-Basen-Störungen im Säuglings- und Kindesalter. Infusionsther 2:18–23

14. Oyama T (1980) Influence of anaesthesia on the endocrine system. In: Stoeckel H, Cyama T (eds) Endocrinology in anaesthesia and surgery. Springer, Berlin Heidelberg New York (Anaesthesiologie und Intensivmedizin, Bd 132)

15. Philein DM, Coggins CH (1980) The effect of anaesthesia on antidiuretic hormone levels In: Stoeckel H, Oyama T (eds) Endocrinology in anaesthesia and surgery. Springer, Berlin Heidelberg New York (Anaesthesiologie und Intensivmedizin, Bd 132)

16. Schindera F, Struck E (1983) Physiologische Grundlagen der Infusionsbehandlung im Kindesalter. In: Ahnefeld FW, Harting W, Holm E, Kleinberger G (Hrsg) Klinische Ernährung 11. Zuckschwerdt München Bern Wien

17. Schöch G (1978) Besonderheiten des Wasser-Elektrolyt- und Säuren-Basen-Haushaltes in der intra- und postoperativen Phase. In: Ahnefeld FW, Bergmann H, Burri C, Dick W, Halmagyi M, Rügheimer E (Hrsg) Grundlagen der Ernährungsbehandlung im Kindesalter. Springer, Berlin Heidelberg New York (Klinische Anästhesiologie und Intensivtherapie, Bd 16)

18. Weidler B, Bormann B von, Dennhardt R, Lennartz H, Hempelmann G (1983) Der Einfluß der Neuroleptanalgesie auf operationsinduzierte Freisetzung von antidiuretischem Hormon. Anaesthesist 32:226–228

19. Winters RW (1973 a) Maintenance Fluid Therapy. In: Winters RW (ed) The Body Fluids in Pediatrics. Little, Brown, Boston

20. Winters RW (1973 b) Metabolic Alkalosis of Pyloric Stenosis. In: Winters RW (ed) The Body Fluids in Pediatrics. Little, Brown, Boston

Besonderheiten der Anästhesie beim Neugeborenen

P. Dangel

Das in den vorangehenden Beiträgen über die Besonderheiten des Neugeborenenalters Gesagte hat unterstrichen, daß die auf dem Gebiet der Neugeborenenchirurgie und -anästhesie erzielten Fortschritte nicht nur technischen Neuerungen oder modernen Pharmaka zu verdanken sind, sondern vielmehr dem besseren Verständnis der physiologischen und pathophysiologischen Eigenheiten dieser Altersklasse. Diese Besonderheiten gilt es bei den Bemühungen um Aufrechterhaltung der Homöostase der kleinen Patienten trotz der Einwirkungen der Narkose und aller chirurgischen Maßnahmen zu kennen und dauernd zu berücksichtigen.

Nomenklatur der Neonatologie

Die „Neugeborenen" bilden nicht eine homogene Altersklasse. Der Neonatologe unterscheidet die übertragenen und die zu früh geborenen Neonaten wegen ihrer unterschiedlichen Physiologie und besonderen Pathologie von den

Tabelle 1. Nomenklatur der Neonatologie

	Definition	Zu erwartende Pathologie
Termingeburt	37–42 SSW	
Frühgeborenes	< 37 SSW	Pathologie der Unreife, Krankheit der hyalinen Membranen (sog. idiopath. Atemnotsyndrom), Temperaturprobleme, Hypoglykämien, Augenschäden durch ungenügend kontrollierte Sauerstoffbehandlung, postoperative Störungen der Atemregulation
Übertragene	> 42 SSW	Plazentarinsuffizienz, intrauterine Asphyxie, (Mekonium-)Aspiration, pulmonale Hypertension und Rückfall in den fetalen Kreislauf
Untergewicht für Gestationsalter	< 10. Perzentile	Pathologie der intrauterinen Wachstumsstörung, intrauterine Infekte,
Mangelgeburt	< 5. Perzentile	chromosomale Aberrationen, rauchende Mutter
Übergewicht für Gestationsalter	> 90. Perzentile	Pathologie der intrauterinen Überernährung, Fetopathia diabetica, Hypoglykämien, Atemnotsyndrom

termingeborenen Kindern. Für ihr Gestationsalter untergewichtige Neugeborene sind verschieden von denjenigen, die bei der Geburt übergewichtig sind. Wegen der bei jeder Gruppe voraussehbaren und zusätzlich zur chirurgischen Hauptdiagnose zu erwartenden Probleme muß auch der Anästhesist diese Terminologie verstehen (Tabelle 1).

Besondere Pathologie des Neugeborenenalters

In der Neugeborenenchirurgie werden neben kleinen, technisch einfachen und kurzdauernden Eingriffen, z. B. Operationen zur Zirkumzision und bei Leistenhernien, vor allem große Interventionen zur Korrektur oder zur Palliation angeborener Mißbildungen durchgeführt. Während bei den ersteren, soweit es sich um gesunde, am Termin geborene Kinder handelt und, falls während der Narkose die Homöostase ungestört bleibt, keine besonderen postoperativen Probleme zu erwarten sind, ist nach größeren Eingriffen bei Frühgeborenen und bei Neugeborenen mit Adaptationsproblemen eine lückenlose Überwachung in einer spezialisierten Intensivbehandlungsstation mit dazugehöriger Infrastruktur unerläßlich.

Einige Beispiele sollen demonstrieren, daß die Kenntnis von besonderen, beim Neugeborenen vorkommenden Zuständen wichtig ist und, daß der Anästhesist in diesen Situationen richtig handeln können muß.

Frühgeborene im postkonzeptionellen Alter (Gestationsalter und postnatales Alter) von weniger als 45–50 Wochen sind zu postoperativen Störungen der Atemregulation prädisponiert. Sie können postoperativ eine periodische Atmung zeigen und haben nicht selten Apnoe- und Zyanoseanfälle. Die Häufigkeit des Auftretens dieser Störungen ist unabhängig von der im Einzelfall verwendeten Narkosetechnik. Solche Kinder sind deshalb immer zu hospitalisieren, ambulante Allgemeinanästhesien dürfen nur an risikofreien ehemaligen Frühgeborenen jenseits eines postkonzeptionellen Alters von etwa 50 Wochen riskiert werden [13, 14, 19].

Wenn ein lebensfrisch geborenes Kind frühzeitig Atemprobleme entwickelt, reichlich Speichel in den oberen Atemwegen, ein aufgetriebenes Abdomen und Erbrechen und Zyanoseanfälle bei jedem Trinkversuch (und ein Hydramnion in der Geburtsanamnese!) zeigt, ist an das Vorliegen einer *Ösophagusatresie* mit tracheoösophagealer Fistel zu denken. Solche Kinder wird man in der Regel prophylaktisch intubieren, um die Atemfunktion sicherzustellen. Die Aspirationsgefahr ist aber erst mit dem operativen Verschluß der Fistel gebannt. Vorher kann beim Pressen durch die Fistel saurer Magensaft in die Lungen und beim Schreien, aber auch beim Beatmen Luft in den Magen langen.

Die hypoplastische Lunge bei angeborener *Zwerchfellhernie* läßt sich nicht durch Blähen vergrößern oder funktiontüchtiger machen, zu robustes Beatmen führt lediglich zum komplizierenden Pneumothorax. Der Rückfall in den fetalen Kreislauf ist bei einigen dieser Kinder „vorprogrammiert" und kann trotz gekonntester Beatmungstechnik nicht immer vermieden, durch pharmakologische Beeinflussung der Lungenstrombahn in einigen Fällen aber rückgängig gemacht werden.

Der angeborene benigne laryngeale *Stridor* kann mittels direkter transnasaler Laryngoskopie (ohne Narkose) als harmlose Variante, die keine Therapie erfordert, erkannt werden. Klinisch nicht immer davon unterscheidbare *lebensgefährliche Stridorformen* (z. B. bei Kompression der Trachea durch einen *doppelten Aortenbogen* oder Verlegung des Atemwegs durch ein *subglottisches Hämangiom)* können nur durch Endoskopie in Narkose diagnostiziert und der Behandlung zugeführt werden.

Es ist immer noch viel zu wenig bekannt, daß beim *Pierre-Robin-Syndrom* auf Tracheotomie, Intubation und andere operative Eingriffe verzichtet werden kann. Bei Notfällen, die wegen der im Nasen-Rachen-Raum gelegenen Zunge nicht genügend atmen können, genügt es zunächst, zum Offenhalten der Atemwege einen in der richtigen Größe gewählten Güdel-Tubus einzulegen und gut zu fixieren. Schon in den ersten Lebenstagen wird dann, nach Abdrucknahme in Intubationsnarkose (!) eine kieferorthopädische Gaumenplatte angepaßt, die freie Atmung und normalen Trinkvorgang bis zum Termin des operativen Gaumenverschlusses garantiert.

Ein *auffälliges Genitale* (große, stark pigmentierte Klitoris oder Penis) lenkt den Verdacht auf das Vorhandensein eines *adrenogenitalen Syndroms.* Solche Kinder entwickeln sich bei konsequenter Substitutionstherapie normal, unerkannt laufen sie wegen der Insuffizienz ihrer Nebennieren, in jeder Streßsituation, so auch während Narkose und Operation, in die akute Gefahr von übermäßigem Elektrolytverlust und Kreislaufschock.

Der Kinderanästhesist kann seine Arbeit nur mit genügender Sicherheit für den Patienten ausüben, wenn er die genannten und andere immer wieder vorkommende Zustände (die oft kombiniert oder zusammen mit weiteren Mißbildungen, z B. des kardiovaskulären Systems und der Harnorgane vorkommen) kennt oder sogar selber erkennt.

Besonderheiten der Atmung

Sowohl die alveoläre Ventilation, wie auch der Sauerstoffverbrauch des Neugeborenen sind, bezogen auf das Gewicht, höher als bei älteren Kindern. Wegen der ausgeprägten Instabilität der Thoraxwand wird die Grenze der Leistungsfähigkeit der Atmung beim Säugling lange vor derjenigen der genügend kräftig bemessenen Atemmuskulatur erreicht. Die Ventilation wird durch Erhöhung der *Atemfrequenz* gesteigert, also unter Inkaufnahme einer vergrößerten Totraumventilation auf unökonomische Weise. Tiefe Compliance, hohe Resistance und relativ großes Closing volume begünstigen schon bei relativ geringer Reduktion des Atemzugvolumens das Auftreten von Atelektasen [7]. Intubierte kranke Neugeborene und Frühgeborene können deshalb, wenn überhaupt, nicht ohne CPAP-Hilfe („continuous positive airway pressure") spontan atmen, bzw. sie müssen unter Anwendung eines ständigen positiven endexspiratorischen Drucks (PEEP) beatmet werden. *Während der Anästhesie* (bei der zwangsläufig atemdepressiv wirkenden Pharmaka zur Anwendung kommen) *muß manuell oder maschinell* mit *PEEP von etwa 5 cm H_2O beatmet* werden. Zur Sicherheit der Atemwege (große Zunge, lebhafte Speichelproduktion, Gefahr von Regurgitation und Aspiration) ist prinzipiel die tracheale *Intubation* anzuwenden. Das Verwenden des Kreisteils mit Säuglingsschläuchen, Halbliterbeutel und speziellem Y-Stück (geringer Totraum!) bringt auf einfache Weise die notwendige Wärme und Feuchtigkeit der Atemluft [1, 15].

Bei erhöhtem postoperativem Risiko für die Spontanatmung, also nach den meisten großen Operationen, ist es sicherer, nicht im Operationssaal, unter schlecht kontrollierbaren Bedingungen zu extubieren, sondern die Patienten auf der Intensivstation für Neugeborene zunächst weiter zu beatmen und die Extubation, evtl. nach Antagonisierung der Relaxation, sorgfältig zu planen.

Die ausgeprägte Neigung zu *abdomineller Distension* (Luft!) führt bei Dyspnoe und Erregung rasch zur Verschlechterung der Ventilation. Der Magen ist deshalb häufig abzusaugen, bei Bedarf mit Hilfe eines Dauersogs. Extubierte Neugeborene werden in *Bauchlage* überwacht. Der sehr erwünschte frühzeitige Ernährungsaufbau findet unter in regelmäßigen Abständen wiederholten Kontrollen des Mageninhalts statt.

Besonderheiten des Kreislaufs

Neugeborene verfügen normalerweise über ein gesundes Myokard, das auf *maximale Kontraktilität* eingestellt ist. Das Schlagvolumen kann nicht wesentlich gesteigert werden, die Therapie mit Digitalispräparaten ist deshalb nur in speziellen Fällen sinnvoll. Das Minutenvolumen wird durch *Erhöhung der Frequenz* vergrößert. Langdauernde Bradykardien sind deshalb unerwünscht. Tachykardien von 160–190/min werden hingegen auch über längere Zeitabschnitte gut ertragen. Bei Kreislaufinsuffizienz kann die benötigte Frequenzsteigerung durch Dauerinfusion von Katecholaminen (z. B. Dopamin) erzeugt werden. Ein evtl. vorliegendes Volumendefizit ist vorher zu beseitigen.

Zur *Blutdruckmessung* sind spezielle technische Hilfsmittel (Ultraschall, oszillometrisch messende Apparate, bei Bedarf invasive Messung mittels Arterienkanülierung) unerläßlich. Die *Blutdrucknormalwerte* sind vom Gewicht und vom Gestationsalter abhängig (Tabelle 2).

Das Neugeborene kann, bevor die fetalen Shunts definitiv verschlossen sind, ausgelöst durch Hypoxie und Azidose in den *fetalen* Kreislauf zurückfallen. Die durch erhöhten Gefäßwiderstand verschlossene Lungenstrombahn wird dann via offenen Ductus Botalli und offenes Foramen ovale umgangen, der Oxygenator wird weitgehend ausgeschaltet. Dieser Zustand ist durch Verhütung von Hypoxie und Azidose (Ateminsuffizienz, Hypovolämie) vermeidbar.

Tabelle 2. Normalwerte für den Blutdruck

Geburtsgewicht [g]	Systolischer Druck [mm Hg]
1000–2000	45–50
2000–3000	50–60
>3000	60–70

Das *Blutvolumen* des Termin- und Frühgeboren ist, bezogen auf das Körpergewicht, relativ hoch (85–100 ml/kg). Absolut verfügt das Neugeborene aber über ein kleines intravasales Volumen. Dies ist bei Blutentnahmen für Laboruntersuchungen zu berücksichtigen (die bei Erwachsenen üblichen 20–25 ml für die Bestimmung der Elektrolyte bedeuten je nach Geburtsgewicht weit mehr als 10% des Blutvolumens eines Neugeborenen!).

Neugeborene haben eine sehr gute Fähigkeit zur Vasokonstriktion im *Schock*. Ein noch normaler arterieller Blutdruck bei schlechter Hautperfusion darf nicht über das Vorliegen einer beträchtlichen Hypovolämie hinwegtäuschen. Es besteht eine starke Neigung zur raschen Bildung von Ödemen (Verschiebung von intravasaler Flüssigkeit in den interstitiellen Raum), besonders in der Folge von Schock und/oder Asphyxie, welche die Hypovolämie weiter verstärkt.

Besonderheiten des Wasser- und Elektrolythaushalts

Das extrazelluläre Volumen (30–50%) des Körpegewichts!) ist bezogen auf das Gewicht höher als bei älteren Individuen. Der Wasserumsatz beträgt mit einem Sechstel(!) des Körpergewichts viel mehr als beim größeren Kind und Erwachsenen, er wird wegen der größeren physiologischen Flüssigkeitsverluste und zur Ausscheidung des im Verhältnis zum Gewicht höheren Anfalls von harnpflichtigen Substanzen benötigt. Fehler bei der Zumessung der täglichen Flüssigkeitsmenge haben rasch katastrophale Folgen (Wasserintoxikation, Hirnödem, Krämpfe, Exsikkose, Durstfieber).

Muskelrelaxanzien

Das größere extrazelluläre Volumen (Verteilungsraum) und die Tatsache, daß pro kg KG gleichviele myoneurale Endplatten wie bei älteren Individuen vorhanden sind, machen beim Neugeborenen eine relativ höhere Relaxanziendosierung notwendig. Die früher immer wieder genannte erhöhte Empfindlich-

Tabelle 3. Dosierung der Muskelrelaxanzien bei Neugeborenen (in mg/kg KG)

	Frühgeburt	Termingeburt	Zur Intubation[a]
d-Tubocurarin	0,25	0,3	–
Nor-Allyl-Toxiferin	0,1	0,2	0,3
Pancuronium	0,07	0,1	0,1
Vecuronium	0,1	0,1	0,1–0,15
Atracurium	0,5	0,5	0,5
Repetitionsdosis	¼ bis ⅓ der Initialdosis		
Antagonisierung	Atropin 0,02		
	Prostigmin 0,08		

[a] Relaxans vor dem Narkotikum (z. B. Thiopental) verabreicht!

keit auf nichtdepolarisierende Relaxanzien ist als „Pseudoempfindlichkeit" erkannt worden, sie beruht auf den oben genannten Besonderheiten der Atemmechanik. Alle bei Erwachsenen gebräuchlichen Relaxanzien können auch beim Neugeborenen angewendet werden. Wir ersetzen neuerdings *Succinylcholin* mehr und mehr durch das neue, nicht depolarisierende Relaxans *Vecuronium,* im Bestreben, bei unerkannten Myopathien gefährliche Zwischenfälle zu vermeiden. *Atracurium* ist beim Neugeborenen noch zu wenig erprobt; es soll toxische Metaboliten bilden, weitere Erfahrungen sind deshalb abzuwarten. Die *Dosierung* der Muskelrelaxanzien beim Neugeborenen geht aus Tabelle 3 hervor.

Maßnahmen zur Aufrechterhaltung der Körpertemperatur

Die die Wärmeabgabe begünstigende, im Verhältnis zur Körpermasse große Körperoberfläche, die geringe Energiereserve und die Besonderheiten der Thermogenese (ohne Muskelzittern, mit Hilfe des braunen Fettgewebes), welche den Zustand des Frierens weder sichtbar werden noch ausschließen lassen, verlangen wegen der katastrophalen Folgen ungewollter Auskühlung (erhöhte Mortalität, Atemstörungen bis zur Apnoe, Azidose) eine Reihe von Maßnahmen zur Erhaltung der Normothermie:

- Temperatur im Operationssaal auf 26–30°C halten,
- Warmwasserwärmematte mit Thermostat benutzen,
- Kind möglichst dauernd zugedeckt halten,
- nach Hautdesinfektion abtrocknen,
- Klebefolie zum Schutz vor Feuchtigkeit verwenden,
- raschmöglichst steril abdecken,
- Inspirationsgase erwärmen und befeuchten, d. h. pädiatrischen Kreisteil verwenden,
- Rektal-(Ösophageal-)temperatur messen,
- Inkubator für postoperative Phase vorwärmen.

Man darf heute dort, wo Neugeborene operiert werden sollen, die Erfüllung aller dieser Forderungen verlangen! Auch bei kleinen Frühgeborenen können die Körpertemperatur konstant und der Kältestreß minimal gehalten werden. Es ist auch durchaus möglich, hypotherm in den Operationssaal gebrachte Neugeborene während Narkose und Operation auf Normothermie aufzuwärmen. Operationssäle, die nicht auf die benötigte Temperatur von mindestens 26–27°C geheizt werden können, sind ungeeignet für die Chirurgie an Neugeborenen. Niemals darf mit elektrischen Heizkissen improvisiert werden, da damit immer wieder schwerste thermische Hautschäden gesetzt werden.

Maßnahmen zur Vermeidung von Hypoglykämie

Unter Hypoglykämie versteht man beim Neugeborenen einen Blutglukosespiegel von weniger als 30 mg % (1,7 mmol/l) beim Termingeborenen, weniger als 20 mg % (1,2 mmol/l) beim Frühgeborenen. Ab dem 3. Lebenstag soll der Blutzucker beim Termingeborenen einen minimalen Wert von 40 mg % nicht mehr unterschreiten. Die Blutzuckerwerte können auch während der Anästhesie sofort mit Teststreifen (z. B. BM-Reflotest-Hypoglycemie) aus einem Tropfen Kapillarblut gemessen werden. Der Operationsstreß erhöht in der Regel den Blutzuckerspiegel. Dennoch soll während operativer Eingriffe Glukose zugeführt werden, aber in nicht höherer Konzentration als 5% [12]. Die größte Gefährdung für das Auftreten von Hypoglykämien (die selbst bei subklinischem Verlauf zu Dauerschädigungen des ZNS führen können) entsteht im Zeitabschnitt nach der letzten Nahrungsaufnahme bis zum Narkosebeginn und erneut nach Narkoseende. Die Nüchternzeiten müssen deshalb kurz, d. h. nicht länger als 4 h gehalten werden. Postoperativ soll so früh wie möglich wieder ernährt oder aber eine glukose- und elektrolythaltige Infusion zugeführt werden. Risikokinder, d.h. alle kleinen Frühgeborenen und nicht enteral ernährbare Neugeborene benötigen schon präoperativ eine intravenöse Glukose- und Elektrolytzufuhr und eine Überwachung des Glukosespiegels in angemessenen Abständen.

Sauerstofftoxizität

Es ist zwar wichtig, eine Hypoxie zu vermeiden, gutgemeintes Aufdrehen des Sauerstoffhahns und prinzipielles Anbieten von z. B. 50% O_2, „weil es sich um ein so heikles kleines Kind handelt" ist aber gefährlich, denn auch langdauernde Hyperoxie ist im Neugeborenenalter schädlich. Zur Vermeidung von Augenschäden (retrolentale Fibroplasie; als Folge davon im ungünstigen Fall vollständige Erblindung) soll die inspiratorische Sauerstoffkonzentration deshalb bei Neugeborenen nicht höher gewählt werden, als zum Erreichen einer normalen arteriellen Sauerstoffspannung nötig ist. Diese liegt zwischen 60 und 80 mm Hg (8,0–10.7 kPa). Neugeborene mit gesunden Lungen (die bei Normoventilation präoperativ keine Sauerstofftherapie benötigen) brauchen in der Regel keine höheren F_IO_2 als 0,25, viele können auch mit Luft allein beatmet werden. Die unkontrollierte Anwendung höherer O_2-Konzentrationen ist schon während Zeitspannen von 1–2 h und bei allen Neugeborenen vor der theoretischen 45. bis 48. SSW nicht unbedenklich, Frühgeborene sind am meisten gefährdet. Auch der Anästhesist darf die Tatsache nicht übersehen, daß die häufigste Ursache von Sehschäden bei Frühgeborenen in der unkontrollierten Sauerstoffbehandlung liegt!

Die Betrachtung der Hautfarbe allein genügt zur Kontrolle der Sauerstofftherapie nicht. Die besondere Lage der O_2-Dissoziationskurve läßt beim Neugeborenen bei bereits ungenügenden p_aO_2-Werten die Haut noch als rosig erscheinen. Weder Hypoxie, noch Hyperoxie sind klinisch erkennbar oder zuverlässig auszuschließen. Bei längeren Eingriffen drängt sich deshalb die exakte Messung der arteriellen Sauerstoffspannung auf. Im Gegensatz zur transkutanen CO_2-Messung, die sehr gute Resultate ergibt, ist die Korrelation der transkutanen Sauerstoffmessung unter Operationssaalbedingungen mit den tatsächlichen arteriellen Werten ungenügend. Allein das Messen im arteriellen Blut gibt zuverlässige Resultate. Man kommt deshalb nicht darum herum, während längerer operativer Eingriffe an Früh- und Termingeborenen eine Arterie zu kanülieren und intermittierend zu messen. Man schafft sich damit gleichzeitig auch die Möglichkeit, den Blutdruck kontinuierlich zu messen [5]. Die neuesten, nichtinvasiven, sog. Puls-Oxymeter (z. B. Nellcor) versprechen ein kontinuierliches Monitoring der Sauerstoffsättigung. Es ist abzuwarten, ob mit dieser neuen Oxymetrietechnik Hypoxie und Hyperoxie auch in Phasen von beeinträchtigter Hautperfusion zuverlässig registriert werden.

Hyperbilirubinämie

In den vorangehenden Beiträgen über die pharmakologischen Probleme des Neugeborenen sind die Besonderheiten bei der Anwendung von Medikamenten während Hyperbilirubinämie zu wenig hervorgehoben worden. Denn gerade an diesem Beispiel ist zu zeigen, daß bei Erwachsenen erprobte und bewährte Verfahren nicht einfach auf das Neugeborene übertragbar sind.

Freies, nicht an Albumin gebundenes Bilirubin, das bei großem Anfall von indirektem, nicht glukoronisiertem Bilirubin in kritischer Konzentration vorhanden sein kann, ist toxisch für das ZNS. Faktoren, die die Bilirubin-Albumin-Bindung stören, wie z. B. eine Reihe von Medikamenten (Sulfonamide, Antibiotika, Acetylsalicylsäure, Furosemid, Diazepamampullenlösung usw.), können die Fraktion des freien Bilirubins und damit die Gefahr eines Kernikterus erhöhen. Die Bedrohung nimmt noch zu, wenn gleichzeitig die Blut-Liquorschranke für Bilirubin gestört ist, z. B. durch Asphyxie, Azidose, Hypothermie usw.

Termingeborene sind gefährdet, wenn das indirekte Serumbilirubin Werte von 15–20 mg % (250–350 μmol/l) erreicht. Bei Frühgeborenen liegt die Gefahrengrenze um 3–5 mg % (50–90 μmol/l) niedriger.

Wenn das indirekte Serumbilirubin innerhalb der angegebenen Grenzwerte liegt, soll nur in lebensbedrohlichen Situationen in Allgemeinanästhesie operiert werden. Dann ist auch für einen genügend hohen Serumalbuminspiegel (nicht unter 4,0 g %) zu sorgen und vor dem Eingriff die Austauschtransfusion zu erwägen.

Da wir noch nicht alle Medikamente kennen, die dem Neugeborenen gefährlich werden können, ist es am sichersten, nur erprobte Pharmaka zu verwenden. Unter den bei der Narkose angewendeten Mitteln sind dies Pethidin, Phenobarbital, Thiopental, die nicht depolarisierenden Relaxanzien (außer evtl. Atracurium) sowie Lachgas und Sauerstoff. Wir halten uns bei ikterischen Neugeborenen streng an diese „sicheren" Medikamente und verwenden bei Ikterus auch kein Halothan, das sonst bei Neugeborenen durchaus erlaubt ist. Zur Erhöhung der Sicherheit gibt es in unserer Klinik eine Liste der für Neugeborene „zugelassenen" Pharmaka. Diese Maßnahme ist gerechtfertigt, denn „ganz gewöhnliche" Medikamente können beim Neugeborenen unerwartete Wirkungen hervorrufen. So wurden z. B. mehrere Fälle von durch Lokalanästhetika ausgelöster akuter Methämoglobinämie publiziert [4, 3]. Bei jedem in der Neonatologie noch nicht eingeführten Medikament ist also Vorsicht am Platze!

Intubation

Es gibt eine alte und bewährte Regel in der Neugeborenenanästhesie: Bei jeder Narkose soll intubiert werden! Wer sich vor der Intubation am Neugeborenen fürchtet, soll besser gar keine Narkose beginnen und das Kind in ein geeignetes Zentrum verlegen. Dies gilt ganz besonders für die im Umgang mit Neugeborenen eher wenig erfahrenen Anästhesisten. Um aber die Intubation sicher und ohne Trauma durchführen zu können, muß man Kenntnis von einigen Besonderheiten beim Neugeborenen haben. [2]

Smith hat schon 1953 (!) gefordert, daß wegen der besonderen topographischen Lage des Kehlkopfs beim Neugeborenen *gerade Laryngoskopspatel* zu verwenden seien [17]. Die Epiglottis soll wenn immer möglich nicht mitgefaßt werden, es genügt, die Spitze des Spatels zwischen Zunge und Epiglottis einzuführen. *Grobe Kraft* ist unbedingt zu vermeiden: bei *korrekter Lagerung* des Säuglings und bei *genügender Relaxation* ist Gewaltanwendung auch nie erforderlich. *Führungshilfen* sind unnötig und gefährlich, sie können die Ursache von Perforationen im Bereich des Gaumens, der Rachenhinterwand, des Ösophagus und im Kehlkopf sein. Die Intubation ist bei Vorliegen von *anatomischen Abnormalitäten* (z.B. beim Pierre-Robin-Syndrom, bei Lippen-Kiefer-Spalten, bei Treacher-Collins-Syndrom) schwieriger, man muß sie deshalb erkennen. Kehlkopfschäden nach Intubation können häufig auf die Verwendung eines zu dicken Tubus zurückgeführt werden. Der richtigen Wahl des *Außendurchmessers* des Tubus kommt deshalb größte Bedeutung zu. Der Tubus soll nicht vollständig dicht sitzen! Die gewählte Größe ist korrekt, wenn bei einem Beatmungsdruck von 20–25 cm H_2O ein deutliches Leck besteht [6]. Andernfalls ist der Tubus unverzüglich durch einen dünneren zu ersetzen. Rückstände von *Desinfektionsmitteln* und Äthylenoxid können die Schleimhaut schädigen, ebenso infizierte (unnötige!) *Gleitmittel.* Ausgetrocknete Schleimhäute sind besonders leicht lädierbar, man sollte deshalb auch auf eine *unnötige vagolytische Prämedikation* verzichten, besonders vor endoskopischen Manipulationen. Besondere Vorsicht ist auch bei vorbestehenden Luftwegsinfektionen geboten, in solchen Fällen ist ein dünnerer Tubus zu verwenden.

Unmittelbar nach der Intubation ist die *Lage der Tubusspitze* besonders sorgfältig zu kontrollieren, da der Tubus wegen der geringen Länge der Trachea beim Neugeborenen (2,5–4,0 cm) leicht zu tief geschoben wird. Längenmarkierte Tubusspitzen (Zeichen an der Stelle, die zwischen die Stimmbänder zu liegen kommen muß), wie sie von einigen Herstellern angeboten werden, geben eine gute Gewähr gegen diese Gefahr. Die Auskultation der Lungen bietet dem Unerfahrenen relativ wenig Information, nur zu leicht wird das nur fortgeleitete Atemgeräusch auf der Gegenseite als „normal" interpretiert. Wir bestehen in unserer Abteilung auf die routinemäßige Probe nach Bednarek [2], die in jedem Alter eine einwandfreie palpatorische Lokalisation der Tubusspitze ermöglicht.

Vor *ungeeigneten Tubustypen* muß gewarnt werden! Dazu gehört z.B. der früher viel gebrauchte Cole-Tubus. Er ist gefährlich, weil die Traumatisierung des Kehlkopfs durch die eingebaute „Schulter" fast unvermeidlich ist. Auch die oralen „Mallinckrodt"-RAE-Formtuben sind für Kleinkinder nicht geeig-

net: der in der heutigen Form zu lange intratracheale Schenkel kommt in mehr
als 50% der Fälle zu tief, auf die Bifurkation oder gar intrabronchial zu liegen.
Nach Angaben des Herstellers sollen demnächst besser geeignete Größen auf
den Markt kommen.

Prämedikation mit Vagolytika

Die vagolytische Prämedikation gehört seit mehr als 100 Jahren zum bedin-
gungslos akzeptierten Rüstzeug des Anästhesisten. Dem Atropin werden eine
Reihe von erwünschten „Schutzfunktionen" zugeschrieben: es soll gefährliche,
zu Bradykardie führende Vagusreflexe blockieren, vor Hypersekretion schüt-
zen, den gefürchteten Laryngospasmus verhindern und die Aspirationsgefahr
vermindern. Diese Wunschvorstellungen sind stark in Frage zu stellen [8, 9, 10,
11, 16, 18].

Durch Vagusreflexe ausgelöste *Bradykardien* kommen beim Neugeborenen
häufig auch außerhalb der Anästhesie vor, z. B. beim Pressen, beim Trinken,
beim Einführen von Magensonden usw.; ohne gleichzeitigen Blutdruckabfall
sind sie ungefährlich. Sie werden verstärkt durch Hypoxie und Azidose, die wir
ohnehin während jeder Anästhesie zu vermeiden trachten. Durch die her-
kömmlich dosierte *intramuskuläre* Gabe von Atropin werden sie nicht verhindert. Man schaltet sie am besten durch *genügende Narkosetiefe (Analgesie)* und
durch das Verhüten von Hypoxie und Azidose aus.

Da Kinder gesunde Lungen haben (da sie nicht rauchen), spielt unter modernen Anästhetika die bronchiale *Hypersekretion* keine Rolle mehr. Manipulationen (auch unnötige!) bei ungenügender Narkosetiefe können allerdings eine
störende Hypersalivation produzieren. Diese wird durch die herkömmliche intramuskuläre vagolytische Prämedikation aber nur ungenügend unterdrückt
und ist mehr ein ästhetisches als ein gefährliches Problem. Wie schon erwähnt,
ist eine zu starke Austrocknung der Schleimhaut wegen der verstärkten Verlet-
zungsgefahr sogar unerwünscht. Auch postoperativ wirken sich Sekreteindik-
kung und durch Vagolyse bewirkte Immobilisation der Zilienfunktion ungün-
stig aus (Sekretretention, erhöhte Gefahr der Atelektasebildung).

Daß das Auftreten gefährlicher *Laryngospasmen* nicht mit Atropin unterdrückt werden kann und die Gefahr von *Regurgitation und Aspiration* unter
Vagolytika sogar zunimmt, ist genügend bekannt. Es ist deshalb nicht einzuse-
hen, warum jedes Kind mit einer schmerzhaften und einen unangenehm trok-
kenen Mund bewirkenden Atropinspritze gequält werden soll. Wir lassen Atropin bei der Prämedikation ganz weg, nachdem wir seit mehr als 20 Jahren bei
den nicht vagolytisch prämedizierten Fällen (vor allem Laryngoskopien und
Tracheobronchoskopien) keine Zunahme der Zwischenfallrate feststellen
konnten. Atropin liegt aber täglich frisch aufgezogen auf jedem Narkoseappa-
rat zum sofortigen *intravenösen Einsatz* (Dosis 0,02 mg/kg) bereit. Die Prämedikation mit Atropin ist nur bei Eingriffen am Auge und am Karotissinus sowie
bei nicht beherrschbarer schwerer Azidose zu erwägen. Auch in diesen Fällen
ist es sicherer, das Vagolytikum bei der Narkoseeinleitung intravenös zu geben.

Infrastruktur

Dank ihrer vielseitigen Ausbildung fühlen sich viele Allgemeinchirurgen in der Lage, auch Neugeborene zu operieren. Das gleiche gilt sinngemäß für die auch in Kinderanästhesie ausgebildeten Anästhesisten der jüngeren Generation. Beide dürfen jedoch nicht vergessen, daß die Behandlung von Neugeborenen eine *technische und personelle Infrastruktur* verlangt, auf die nicht einfach verzichtet werden kann. Neben geeigneten Operationsräumen und vollständiger Ausrüstung für Narkose und Überwachung gehören dazu das Vorhandensein, mindestens aber die Erreichbarkeit von Spezialisten (Neonatologe, Pädiater, Kinderkardiologe und -neurologe), die ständige Betreuung durch pädiatrisch geschultes Pflegepersonal (Kinderkrankenschwestern), Bereitschaft geeigneter Labors und Möglichkeit von Spezialuntersuchungen (Radiologie, Ultraschall) rund um die Uhr und eine leistungsfähige neonatale Intensivbehandlungsabteilung. Unerläßlich ist auch die Bereitschaft der verantwortlichen Ärzte, eine kindergerechte Atmosphäre zu schaffen. Diese basiert auf der bedingungslosen Anerkennung der „Einheit von Mutter und Kind" und beinhaltet die Bereitschaft, sich immer wieder genügend Zeit für die Ängste der Eltern und für deren Wünsche zu nehmen.

Die besten Bedingungen für Diagnosestellung, präoperative Vorbereitung, Anästhesie, Operation und postoperative Intensivbehandlung an Neugeborenen sind in den Kinderkliniken mit integrierter Neonatologie und Kinderchirurgie unter demselben Dach anzutreffen. In solche Kliniken sollen Neugeborene verlegt werden, denen diagnostische oder operative Eingriffe in Allgemeinanästhesie bevorstehen.

Wo die genannten Regeln befolgt und die Forderungen erfüllt werden, gelingt es auch, die Allgemeinanästhesie beim Neugeborenen vom artistischen Balanceakt auf schwankendem Seil auf festen Boden herunterzuholen und zum sicheren, wenn auch nicht weniger kunstvollen Handwerk zu machen.

Literatur

1. Altemeyer KH, Breucking E, Rintelen G, Schmitz JE, Dick W (1982) Vergleichende Untersuchungen zum Einsatz verschiedener Narkosesysteme in der Kinderanästhesie. Anaesthesist 31:271–276
2. Bednarek FJ (1975) Endotracheal tube placement in infants determined by suprasternal palpation: a new technique. Pediatrics 56:244
3. Bedrik AD, Banner W (1984) Drug alert: perioperative neonatal methemoglobinemia. Am J Dis Child 138:889–890
4. Bhatt DN, Bifano EM (1985) Postoperative Methemoglobinemia in a neonate. Anesthesiology 62:210–211
5. Dangel P (1983) Narkosebeatmung im Kindesalter. Ahnefeld, FW, Altemeyer KH et al. (Hrsg) Springer Berlin Heidelberg New York Tokyo (Klinische Anästhesiologie und Intensivtherapie, Bd 26, S 34–42)
6. Finholt DA, Henry DB, Raphaely RC (1984) The leak-test, a standard method for assessing tracheal tube fit in pediatric patients. Anesthesiology 61:A 450

7. Gattiker R (1980) Muskelrelaxantien im Kindesalter, insbesondere auch bei Kleinkindern und Säuglingen mit angeborenen Herzfehlern. Klin Anasthesiol Intensivther 22:175–192
8. Holt AT (1962) Premedication with atropine should not be a routine. Lancet 2:984
9. Kanto J, Leppänen T, Kaugas L (1984) Vergleichende Untersuchung von oralem Flunitrazepam zu Phenobarbital und intramuskuläre Verabreichung von Atropin und Pethidin als Prämedikation. Anaesthesist 33:133–136
10. Leighton KM, Sanders HD (1976) Anticholinergic premedication. Can Anaesth Soc J 23:563
11. Mirakhur RK, Dundee JW, Connolly JDR (1979) Studies of drugs given before anaesthesia, XVII: anticholinergic praemedicants. Br J Anaesth 51:339–345
12. Paine K, Ireland P (1984) Plasma glucose levels in the perioperative period in children. Anaesthesia 39:868–872
13. Pascucci RC, Kuracek SC, Kelly DH, Shannon DC, Terrill IM, Brzustowicz RM (1984) Evaluation of respiratory patterns of infants in the perioperative period. Anesthesiology 61:A 420
14. Rescorla FJ, Grosfeld JL (1984) Inguinal hernia repair in the perinatal period and early infancy: clinical considerations. J Pediatr Surg 19:832–837
15. Semsroth M, Mutz N (1983) Narkosesystem für die Kinderanästhesie Narkosebeatmung im Kindesalter. In: Springer Berlin Heidelberg New York Tokyo (Klinische Anästhesiologie und Intensivtherapie, Bd 26, S 13–23)
16. Shutt LE, Bowes JB (1979) Atropin and hyoscine. Anesthesia 34:476–490
17. Smith RM (1953) The prevention of tracheitis in children following endotracheal anesthesia. Anesth Analg (Cleve) 32:102–112
18. Vivori E, Bush GH (1977) Modern aspects of management of the newborn undergoing operation. Br J Anaesth 49:51–57
19. Welborn LG, Ramirez N, Oh, TH (1984) Evaluation of anesthetic risks in premature infants. Anesthesiology 61:A 417

Besonderheiten der Anästhesie
bei ambulanten Narkosen

J. Holzki

In früheren Jahren wurden ambulante Eingriffe im Kindesalter vorwiegend wegen Bettenmangel oder der ausgesprochenen Kleinheit des Eingriffs durchgeführt. Kinder mit Leistenbrüchen und Phimosen wurden grundsätzlich am Abend vor der Operation aufgenommen und erst mehrere Tage später, oft erst nach dem Fädenziehen entlassen. Die physische Sicherheit des Kindes stand bei diesem Verhalten im Vordergrund. Für die Anästhesie war damit ein außerordentlicher Sicherheitsfaktor gegeben.

Heute steht bei der Entscheidung, ein Kind ambulant operieren zu lassen, in erster Linie die Angst der Eltern vor psychischen Schäden beim Kind im Vordergrund, oft unterstützt durch den Wunsch des Hausarztes. Der Klinikarzt hat es schwer, Gesichtspunkte der psychischen Sicherheit des Kindes geltend zu machen. Dieser Wandel ist gewiß z. T. auf die Kenntnisse über die psychischen Bedingungen für das Kind im Krankenhaus, besonders im frühen Lebensalter zwischen 2 und 4 Jahren zurückzuführen. Dem unbefangenen Betrachter drängt sich aber bei der Popularität des ambulanten Operierens der Gedanke an eine Modeerscheinung auf. Wenn man täglich 4–6 ambulant zu anästhesierende Kinder betreut und die Eltern befragt, geben etwa 50% an, es stünde ja in allen Zeitungen, daß die Kinder bei stationärem Aufenthalt einen „psychischen Schock" bekämen. Etwa 20% der Eltern wußten von keiner anderen Möglichkeit, da der Hausarzt es so bestimmt hatte. Etwa 30% waren der festen Überzeugung, daß ihr Kind auch von einem nur 1- bis 2tägigen stationären Aufenthalt notwendigerweise einen psychischen Schaden davontragen müsse. Davon gehörten etwa 5% zu jenen etwas fanatischen „Psycho-Eltern", die den Schwestern und Ärzten erst einmal klarmachen, daß sie von der Psyche des Kindes nichts verstünden, und die für ihr Kind auch beträchtliche physische Risiken in Kauf nehmen würden, um einen auch nur 1tägigen Krankenhausaufenthalt zu vermeiden.

Diese Gruppe läßt – Pars pro toto – bei den beteiligten Ärzten und Schwestern immer wieder eine gewisse Aversion gegen die Institution des ambulanten Operierens aufkommen.

Von den Kindern, die bei uns ambulant operiert wurden, waren 80% in Ersatzkassen versichert, 20% über die AOK. Bei den stationären Patienten ist das Verhältnis genau umgekehrt. Dies ist ein Hinweis auf die soziale und Bildungsschicht, aus der die ambulant zu operierenden Kinder stammen.

Der klinische Psychologe Breitkopf aus Herne beobachtete bei Kindern, die ambulant operiert wurden, im Vergleich zu denen, die beim gleichen Eingriff kurzzeitig stationär aufgenommen wurden, eine deutlich stärkere Furchtvorstellung vor dem Krankenhaus. Er führt dies darauf zurück, daß das ambulant zu operierende Kind nur die negativen Seiten des Krankenhausaufenthalts kennenlernt, das kurzzeitig stationär behandelte Kind dagegen im Krankenhaus auch Personen trifft, die ihm nicht Blut abnehmen oder irgendetwas in den Hintern stecken wollen. Diese Ergebnisse rufen bei Eltern oft einen Sturm der Entrüstung hervor, aber vielleicht gilt Breitkopf in 5 Jahren als Pionier einer Abwendung vom ambulanten Operieren.

In unserer Klinik nahmen die ambulanten Operationen in den letzten 3 Jahren von 1100 auf 500 Patienten pro Jahr ab. [1] Dies liegt zum Teil an einer verbesserten Aufklärung der Eltern, zum anderen Teil aber auch an der zunehmenden Erfahrung der Eltern selbst, die gelegentlich mit der Bemerkung wiederkommen: „Nie wieder ambulant. Mit dem Kind war zu Hause nicht fertig zu werden!"

Aus welchen Gründen auch immer eine ambulante Narkose durchgeführt wird, der Anästhesist sollte darauf bestehen, daß eine qualitativ genauso gute Narkose durchgeführt wird, wie beim stationären Patienten: mit Prämedikationsvisite, Prämedikation und ausreichender Aufwachzeit. Ist eine Prämedikation mit Sedativa nicht möglich, weil die Aufwachzeit wegen Schließung des Ambulanzbereichs zu einer bestimmten frühen Nachmittagsstunde begrenzt ist, ist dies bereits eine Narkose zweiter Wahl.

Von allen ambulanten Narkosen sollten die Kinder ausgeschlossen werden, die zu ihrer Grundkrankheit eine weitere Krankheit aufweisen, ebenso Kinder, die zahlreiche Narkosen pro Jahr über sich ergehen lassen müssen und häufig stationär behandelt werden, sowie geistig behinderte Kinder, bei denen wegen der Grundkrankheit eine Zahnbehandlung in Narkose vorgenommen werden muß. Bei Kindern unter 1 Jahr sollte man mit ambulanten Narkosen vorsichtig sein, wenn es sich nicht um ausgesprochene Bagatelleingriffe (Zungenbändchen, Hämangiomstichelung etc.) handelt. Die Gefahr des plötzlichen Kindstodes schwebt über dieser Patientengruppe und kann auch nachteilige Folgen für den Anästhesisten haben, wenn der Todesfall in der Nacht unmittelbar nach der Anästhesie auftritt.

Man sollte nicht zögern, ambulante Kinder zu intubieren, wenn eine Indikation dazu besteht. Die postanästhetische Überwachung sollte sich auf wenigstens 4 h erstrecken, es sei denn das Kind läuft ohnehin schon auf dem Flur herum.

Wir konnten in den letzten 10 Jahren, in denen etwas über 4000 Kinder bei ambulanten Narkosen intubiert wurden, keinen einzigen Fall von Stridor nach Intubation feststellen, der später als 4 h nach Narkoseende auftrat. Liegt ein Postintubationsstridor vor, bleiben die Kinder eine Nacht im Krankenhaus. Im übrigen erfolgt die Entlassung, nachdem das Kind allein aufstehen kann und 100–200 ml Tee vertragen hat.

Prämedikation: Eine hausübliche Prämedikation ist sinnvoll. Es hat keinen Zweck Prämedikationsschemata zu empfehlen, ohne daß man die örtlichen Bedingungen eines Krankenhauses kennt, wie Anfahrtswege, den Betrieb in den Einleitungsräumen und ähnliches. Denn die äußeren Bedingungen sind für die Prämedikationswirkung entscheidend. In Toronto werden beispielsweise die gleichen Prämedikationsergebnisse mit einer starken Sedierung und einem Psychologenteam erreicht, das sich, allerdings mit erheblichem Aufwand, von der Aufnahme bis zur Einleitung der Narkose mit dem Kind beschäftigt. In unserer Abteilung sind wir nach einigen Umwegen mit der Testung neuerer Medikamentenkombinationen auf die recht alte Thalamonal-Atropin-Prämedikation zurückgekommen (Tabellen 1 und 2).

In Zusammenarbeit mit dem Institut für klinische Psychologie in Trier untersuchten wir mehr als 500 Patienten mit einem Scoringsystem. Die Gewährleistung der Vergleichbarkeit der Gruppen sowie die Beurteilung der Patienten war Aufgabe der Psychologen, die beteiligten Anästhesisten traten niemals als Beurteiler auf.

Dabei ließ sich herausarbeiten, daß sich mit praktisch allen Prämedikationskombinationen in 80% aller Fälle ein gutes Ergebnis erreichen ließ. Allerdings waren die Nebeneffekte doch sehr unterschiedlich.

Die Anwesenheit der Mutter bei der Prämedikation scheint für das Kind günstig zu sein, in der Aufwachphase aber keineswegs (Tabellen 3 und 4).

Für die *Narkoseeinleitung* eignen sich am besten kurzwirksame Barbiturate. Brevimytal ist vom Aufwachverhalten her eindeutig günstiger als Penthotal, wegen des Venenschmerzes aber von fraglichem generellem Vorteil.

Die *Narkoseführung* geschieht am besten mit Inhalationsnarkotika, wobei unserer Erfahrung nach Halothan immer noch am günstigsten erscheint. Ethrane zeigt eindeutig eine erhöhte postanästhetische Morbidität (Inappetenz, häufigeres Aufwachdelirium, erhöhter Schmerzmittelbedarf). Isofluran ist günstiger für das Aufwachverhalten, die Narkoseführung ist bei der Maskennarkose aber deutlich schwieriger infolge der fast vollständig ausgeschalteten Atmung und der Auslösung irritierender Reflexe des oberen Respirationstrakts, was sich vor allem bei einer Maskeneinleitung sehr hinderlich bemerkbar macht.

Tabelle 1. Vergleich der i. m.-Prämedikation mit Thalamonal (n = 240) und oraler Prämedikation mit Rohypnol, Dolantin und Bellafolin (n = 50), Angaben in %

	Prämedikation	
	i. m.	oral
Narkoseeinleitungsphase		
Extremreaktion	3	6
Bradykardie	1	8
Paradoxe Thalamonalreaktion	0,4	–
Aufwachraum		
Erbrechen	0,4	6
Verlangsamtes Erwachen	1,7	6
Starke Verschleimung	0	10
Postanästhetisches Verhalten auf der Station		
Analgetikabedarf	1,8	28
Erbrechen	0,5	4

Tabelle 2. Dosierungen zur Prämedikation

Gewicht [kg]	Thalamonal i.m. [ml]	Atropin i.m. (0,02 mg/kg)	Mogadan oral [mg]	Luminal oral (3–5 mg/kg) [mg]
5–7	0,1	0,1		1 Luminalette
7–9	0,2	0,2		2 Luminaletten
9–10,5	0,3			3 Luminaletten
11–13,5	0,4	0,3	1,0	
14–15,5	0,5		2,0	
16–17,5	0,6		2,5	
18–20	0,7			
20–25	0,8	0,4	3,0	
25–30	1,0		4,0	
30–35	1,2	0,5	5,0	
>40	1,5		7,5	

Orale Prämedikation (2 h vor Operationsbeginn):

Rohypnol	3 Tropfen/kg	0,093 mg/kg
Dolantin	1 Tropfen/kg	2,5 mg/kg
Bellafolin	0,5 Tropfen/kg	0,0125 mg/kg

Weitere Medikamente zur Sedierung (in mg/kg):

Valium	0,1 i.v./0,2–0,3 i.m.
Megaphen	0,5–1,0 i.m. (auch oral)
Atosil	0,5–1,5 i.m. (auch oral)
Taractan	1,0 i.m.
Fortral	0,5 i.m.
Dolantin	1,0 i.m.
Morphin	0,2 i.m.

Tabelle 3. Verhalten der Kinder (in %) bei der Prämedikationsvisite (n = 50, parallelisiert nach Alter, Geschlecht, Operationsindikation)

	Mit Mutter	Ohne Mutter
Nicht ängstlich	46	32
Wenig ängstlich	48	54
Sehr ängstlich	6	14

Tabelle 4. Verhalten der Kinder (in %) bei der Prämedikation (i.m.-Injektion)

	Mit Mutter	Ohne Mutter
Ruhig	46	33
Beunruhigt	50	45
Aufgebracht	4	22

Stewart untersuchte anhand eines „Stabilometers", mit dem er das Verhalten der Kinder in der Aufwachphase einigermaßen quantifizieren konnte, die 3 gebräuchlichsten Inhalationsnarkotika: Halothan, Enfluran und Isofluran [3].

Bei der Einleitungszeit über die Maske fiel auf, daß die mittlere Einleitungszeit bei Halothan 3,5, bei Enfluran 7 und bei Isofluran 4,5 min betrug; dabei kam es bei Isofluran bei einigen Patienten zu trockenem Husten und Atempausen. Die wesentlichsten Unterschiede bestanden aber in der Aufwachphase. Patienten, die mit Isofluran anästhesiert worden waren, waren am frühesten wach, etwas später die, die mit Enfluran und mit Halothan behandelt wurden. Bei den Enfluranpatienten bestand sehr häufig Appetitlosigkeit bis zum Abend des Operationstags. Insgesamt dürften bei dieser gesunden Patientengruppe die Unterschiede zwischen den 3 Inhalationsnarkotika aber unbedeutend sein. Extreme Verurteilungen eines dieser Anästhetika sind sicherlich nicht gerechtfertigt.

Sollen Eltern bei der Narkoseeinleitung dabei sein, um die „psychoprotektive" Wirkung des ambulanten Eingriffs vollständig zu machen?

Die generelle Anwesenheit der Eltern dürfte die Einleitungsphase unsicherer machen. Auch die Ausbildung von Mitarbeitern würde schwieriger. Bei chronisch kranken Patienten und geistig behinderten Kindern, die nur mit der Mutter kommunizieren können, ist deren Anwesenheit aber eine große Hilfe.

Literatur

1. Schmidt LR, Saile H, Holzki J, Heller P (1984) Die psychische Situation von Kindern vor der Operation. Ärztliche Maßnahmen aus psychologischer Sicht. Springer, Berlin Heidelberg New York Tokyo
2. Steward DJ (1983) Psychological preparation and premedication. In: Gregory GA (ed) Pediatric anesthesia. Churchill Livingstone, New York, pp 423–436

Besonderheiten bei Narkosen unter Notfallbedingungen

M. Semsroth, S. Duma und S. Fitzal

Einleitung

Als Notfallbedingungen ist jede dringende und somit nicht aufschiebbare Operation zu werten.

Ein Notfall bedeutet, daß es nicht möglich ist, eine *genaue Anamnese* zu erheben, eine *eingehende klinische Untersuchung* durchzuführen und gründliche *Vorbereitungen* zu treffen. Ein Notfall ist deshalb immer mit einem weit größeren Risiko behaftet und deswegen in die Risikogruppe V und VI (nach American Society of Anesthesiologists) einzuteilen.

Besonderheiten bei Narkosen unter Notfallbedingungen können diktiert werden durch:

1. die Situation des Patienten (akute Erkrankungen wie Appendizitis, inkarzerierte Hernie, Volvulus oder Traumen),
2. die Umgebungsbedingungen,
3. den Anästhesisten (Ausbildungsstand, spezielle Erfahrung).

Im folgenden soll zunächst auf die *allgemeine* Vorgehensweise beim traumatisierten Kind eingegangen werden. Anschließend wird anhand eines kardiologischen Notfalls eine *spezielle* Vorgehensweise, die durch die räumlichen Bedingungen geprägt ist, dargestellt.

Vorgehensweise beim traumatisierten Kind

Bevor ein Anästhesist unter Notfallbedingungen handelt, sollte er sich kritisch fragen, ob

- er der Situation gewachsen sein wird,
- seine Vorbereitungen trotz der meist knappen Zeit „perfekt" sind,
- ihm eine qualifizierte Hilfskraft zur Verfügung steht.

Eine gute Erstversorgung kann entscheidend für das Überleben des Kindes sein [8]. Der Anästhesist hat „Prioritäten" zu setzen. Eine ausreichende Ventilation und Herzfunktion stehen ganz im Vordergrund [5]. Schon bei leichten Atemproblemen, die durch Nasenflügeln, exspiratorisches „Grunzen" oder Einziehen des Sternums sichtbar werden, muß die Indikation zur Intubation großzügig und unverzüglich gestellt werden. Die Intubation muß aber schonend und atraumatisch durchgeführt werden. Ob der nasale oder orale Zugang bevorzugt wird, hängt von der Situation ab und soll hier nicht näher besprochen werden. Im Zweifelsfall ist beim Notfall aber dem leichter zugänglichen oralen Weg der Vorzug zu geben. Man darf es aber nicht bei der geglückten Intubation bewenden lassen. Dem Kind muß immer zusätzlich eine Form der Atemhilfe angeboten werden. Wegen des intratracheal liegenden Tubus wird der Epiglottisschluß verhindert. Dadurch fällt der physiologisch vorhandene positive endexspiratorische Druck (~ 2 cm H_2O) weg [3]. Die Folge ist eine Verminderung der funktionellen Residualkapazität, erhöhtes Closing volume und dadurch verkleinerte Gasaustauschfläche. Eine Zunahme des Shuntvolumens mit abfallenden O_2-Partialdrücken wäre die weitere Folge.

Bei ausreichender Spontanatmung kann die Atemhilfe durch ein CPAP-System erfolgen. Bei insuffizienter Spontanatmung mit erhöhten CO_2-Werten im arteriellen Blut muß die Atmung maschinell unterstützt oder kontrolliert durchgeführt werden.

Nach der Schockbehandlung und der Indikationsstellung zur Operation stellt sich die Frage der *Prämedikation*. Beim traumatisierten Kind steht die Analgesie im Vordergrund, möglicherweise aber auch eine Sedierung.

Neben adäquatem Blutvolumen und peripherem Venenweg ist bei diesen gefährdeten Kindern eine ausreichende allgemeine und neurologische Diagnostik Voraussetzung für jede Prämedikation [5]. Eine zu forcierte Prämedikation könnte die Diagnose verschleiern oder verzögern.

Als Analgetikum verwenden wir Morphium (0,05–0,1 mg/kg) oder Fentanyl (0,002–0,004 mg/kg), als Sedativum Barbiturate, bei Narkosebeginn Atropin (0,01–0,02 mg/kg).

Beim schweren Trauma müssen Ventilation und Kreislauffunktion intra- und postoperativ ausreichend überwacht werden. Dazu sind invasive Methoden erforderlich. Sowohl die blutige arterielle wie auch die zentralvenöse Blutdruckmessung sind beim schwer traumatisierten Kind als obligat anzusehen, ebenso die arterielle Blutgasanalyse. Nur mit dem Monitoring der Elektrolyte, des zentralen Venendrucks, des Herzminutenvolumens, der Körpertemperaturen (T_C–T_P–T_U) und der Harnmengen kann eine lückenlose kontinuierliche Überwachung gewährleistet werden.

Die Indikation zum Arteria-pulmonalis-Katheter stellen wir unverzüglich, wenn der Blutdruck trotz normalen Volumens und Katecholamintherapie niedrig bleibt (unter der 5. Perzentile für das Alter oder mehr als 30% vom Ausgangswert vor dem Schock). Auch nach schweren Lungenkontusionen und nach protrahiertem Schockgeschehen – wenn also mit respiratorischen Problemen zu rechnen ist – zögern wir nicht mit dieser invasiven Technik [8].

Die Narkoseeinleitung bei einem Notfallpatienten, der grundsätzlich als nicht nüchtern einzustufen ist, erfolgt allgemein nach folgenden Schritten („step by step"):

1. Magen absaugen,
2. peripherer Venenweg,
3. Atropin (0,02 mg/kg),
4. Präoxygenierung (3 min),
5. Thiopental (3–5 mg/kg),

6. Succinylcholin (2 mg/kg),
7. *Keine* Beatmung,
8. Krikoiddruck nach Apnoe,
9. Intubation.

Medikamentös wird zunächst Atropin und Morphium oder Fentanyl, anschließend Thiopental oder Hypnomidat injiziert (Tabelle 1). Wenn noch kein peripherer Weg angelegt wurde, ist die Narkoseeinleitung in leichteren Fällen auch mit einem Inhalationsanästhetikum möglich. Zur Aufrechterhaltung bietet sich für diese Kinder eine balancierte Anästhesie an. Das „magische" Dreieck [6] der balancierten Anästhesie: Analgesie – Anästhesie – Muskelerschlaffung, wird von den Eckpfeilern Lachgassauerstoff, Morphium bzw. Fentanyl und Pancuroniumbromid getragen. Quasi als 3. Dimension kann Fluothan oder neuerdings auch Isofluran hinzugefügt werden [1]. Die Ersteinstellung des Respirators zeigt Tabelle 2.

Bei Traumatisierten ist immer mit einer zusätzlichen Störung des Ventilations-Perfusions-Verhältnisses zu rechnen [7]. Deswegen beginnen wir bei einem traumatisierten Kind jede Narkosebeatmung mit einer F_IO_2 von 0,5 und einem I:E-Verhältnis von 1:2 bis 1:1 (Tabelle 3). Die Atemfrequenzen richten sich nach dem Alter des Kindes. Ein positiver endexspiratorischer Druck (PEEP) von 4–6 cm H_2O wird zur Vergrößerung der funktionellen Residualkapazität eingestellt. Hierbei kann der Blutdruck allerdings absinken, was auf Volumenmangel hindeutet. Wenn das Kind noch nicht abgedeckt ist, kann ein einfacher Test durchgeführt werden, indem man die Beine anhebt und ausstreicht und so die Preload steigert. Wenn sich der kontinuierlich gemessene

Tabelle 1. Narkoseführung unter Notfallbedingungen

Magendekompression

Einleitung:		
i.v. Einleitung	Atropin	0,01–0,02 mg/kg
	Morphium	0,05–0,01 mg/kg
oder	Fentanyl	0,002–0,0004 mg/kg
	Thiopental	4–6 mg/kg
Alternativ Inhalationseinleitung	N_2O/O_2, Fluothan	
	Succinylcholin zur Intubation	
Aufrechterhaltung:	N_2O/O_2 (¼ bis ½)	
	Fluothan (Führung nach hämodynamischen Paramtern)	
	Morphium 0,05 mg/kg	
	Pancuroniumbromid 0,1–0,2 mg/kg, dann 0,05 mg/kg	

Tabelle 2. Ventilation während einer Notfallanäesthesie (Ersteinstellung)

Kontrollierte Beatmung

F_IO_2:	0,5
I/E:	¼ bis ½
AF:	1 A 20–24/min
	5 A 18/min
PEEP:	4–6 cm H_2O

Druck daraufhin bessert, ist die Diagnose Hypovolämie eindeutig. Sie ist unverzüglich vor Operationsbeginn mit 5–10 ml/kg KG Ringer-Laktat bzw. Humanalbumin 5% oder FFP („fresh frozen plasma") zu beheben. Bei Hk-Werten < 32% ist die Zufuhr von Erythrozyten angezeigt.

Die anästhesiologische Technik kann bestimmen, ob das Kind postoperativ *beatmet* werden muß, eine *Spontanatemhilfe* ausreichend ist oder *extubiert* werden kann. Unabhängig von der Technik diktieren ein schlechter präoperativer Status, prädisponierende Faktoren für respiratorisches Versagen (prolongierter Schock, Lungenkontusion, Massentransfusion) oder eine ungewöhnlich langdauernde Operation die Indikation zur postoperativen Atemhilfe. Bei ausreichender Spontanatmung bietet sich eine IMV-Beatmung oder ein CPAP-System an. Wir bevorzugen ein High-flow-System, dessen Aufbau in Abb. 1 dargestellt ist. Der Vorteil dieses Systems liegt in seinem einfachen ventillosen Aufbau. Untersuchungen haben gezeigt, daß die Atemarbeit mit diesem System gegenüber der bei maschinellem CPAP geringer ist [2].

Der Flow ist abhängig von der Größe des Kindes und liegt bei einem Säugling etwa bei 12 l/min, bei einem Kleinkind bei 15 l/min und bei einem Schulkind bei 15–18 l/min. Die Höhe des Wasserschlosses gibt keineswegs den tatsächlichen PEEP an. Deswegen muß er über ein Manometer kontrolliert werden.

Vorgehensweise beim kardiologischen Notfall

Beim *kardiologischen Notfall* handelt es sich um ein Neugeborenes mit Atemnotsyndrom und Herzinsuffizienz bei persistierendem Ductus Botalli (PDA). Nach der Geburt sinkt zunächst der pulmonale Gefäßwiderstand ab [4]. Dadurch kommt es bei offenem Ductus Botalli zu einem zunehmenden Links-rechts-Shunt. Die Folge ist eine Überflutung und Rezirkulation im Lungenkreislaufsystem. Klinisch kann bei diesen Kindern in der ersten Phase eine schwere, oftmals kaum beherrschbare Herzinsuffizienz mit Belastung des lin-

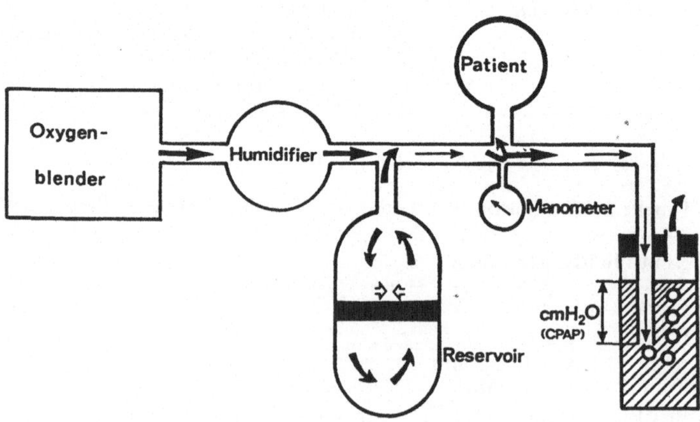

Abb. 1. Aufbau des High-flow-CPAP-Systems

Tabelle 3. Patientendaten von Frühgeborenen mit PDA

Gesamtzahl:	43
♂ : ♀	14:29
Geburtsgewicht (M ± SD):	1390 ± 425 g
Geburtsgewicht < 1000 g	(n = 7)
SSW (M ± SD):	31,6 ± 2,5

ken Ventrikels auftreten. Typisch sind der niedrige diastolische Druck und die große Druckamplitude (springender Puls). Wenn nun eine konservative Therapie mit Indomethacin erfolglos bleibt, muß unverzüglich eine chirurgische Behandlung eingeleitet werden.

Dazu haben wir in den vergangenen 3 Jahren bei insgesamt 63 Frühgeburten mit idiopatischem RDS eine Anästhesie durchgeführt. Die Daten von 43 Kindern sind in Tabelle 3 zusammengestellt.

Zusammen mit unseren Herzchirurgen haben wir uns entschlossen, diese normalerweise relativ einfache und schnelle Operation ambulant auf den Stationen der Kinderklinik durchzuführen.

Nachdem die Inkubatorhaube abgehoben worden war, begannen wir die Narkose bei diesen bereits beatmeten Kindern mit Atropin (0,02 mg/kg), Morphium (0,2 mg/kg) und Pancuronium (0,1 mg/kg). An der Beatmung wurde bis auf eine F_1O_2-Erhöhung um 0,1–0,2 meist nichts verändert. Bei azidotischer Stoffwechsellage wurde allerdings versucht, diese zunächst ventilatorisch zu kompensieren. Gelang dies nicht, so hielten wir eine präoperative Halbkorrektur mit Natriumbikarbonat für indiziert.

Zur Flüssigkeitstherapie führten wir 4 ml/kg zu. Bei 3 Kindern, bei denen es wegen eines Einrisses des Ductus zu einer stärkeren intraoperativen Blutung kam, mußte Blut substituiert werden.

Die Ergebnisse von 37 Kindern sind in Tabelle 4 zusammengefaßt. Erwartungsgemäß stieg bei Operationsbeginn die Herzfrequenz im Mittel um 12% an. Nach der Thoraktomie und dem Öffnen der Pleura trat bei 8 Kindern eine Bradykardie auf. Diese normalisierte sich bei der Hälfte allein durch kurzfristiges Unterbrechen des Operationsfortgangs. 2 Kinder sprachen prompt auf Atropin (0,01 mg/kg) an, und bei den übrigen 2 Frühgeborenen mußte zusätzlich Suprarenin (0,01 mg/kg) und Kalziumglukonat (30 mg/kg) im Bolus verabreicht werden.

Tabelle 4. Herzfrequenz, Blutdruck und Temperatur von Frühgeborenen bei chirurgischem Ductus-arteriosus-Verschluß (n = 37)

	Präoperativ	Operationsbeginn	Postoperativ
Herzfrequenz	138 ± 17	155 ± 24	146 ± 20
Mittlerer arterieller Druck	60 ± 4	58 ± 7	66 ± 9[a]
Zentrale Temperatur	37,0 ± 0,4	36,9 ± 0,4	36,7 ± 0,2

[a] Signifikante Veränderung

Nach der Ligatur stieg der mittlere arterielle Druck signifikant an, da mit dem Verschluß das Leck im Windkessel der Aorta beseitigt wurde und dadurch der diastolische Blutdruck anstieg. Trotz großer Bemühungen, die Kerntemperatur konstant zu halten, fiel sie doch bis zum Operationsende leicht ab. Unbeherrschbare Komplikationen traten bei keinem der 63 Kinder auf.

Das vorgestellte Management der sprichwörtlich „ambulanten" Narkose bei diesen kardiologisch-neonatologischen Notfällen hat den großen Vorteil, daß das in höchstem Maß gefährdete Frühgeborene nur minimal durch Umlagerung und Transport belastet wird. Bei sorgfältiger Vorbereitung schätzen wir das Operationsrisiko auch hinsichtlich der Hygiene nicht höher ein.

Zusammenfassend muß gesagt werden, daß das Narkoserisiko unter Notfallbedingungen besonders groß ist. Deswegen sollten wir auch alle uns zur Verfügung stehenden Maßnahmen ergreifen und in der balancierten Anästhesie keinen Balanceakt auf hohem Seil sehen, sondern nach den Worten von Prof. Dick „die bestmögliche individuelle Anästhesie mit Bewahrung der endokrinen und autonomen Homöostase, maximalem Schutz vor nozizeptiven (chirurgischen) Reizen und maximaler Sicherheit".

Bei aller Perfektion unserer Techniken geht es letztlich darum, daß das kranke Kind auch durch unsere Anästhesie alle Voraussetzungen erhält, aus eigener Kraft wieder zu gesunden.

Literatur

1. Fitzal S, Semsroth M, Germann P, Morovansky M (1985) Verwendung von Isofluran in der pädiatrischen Anaesthesie. Maudrich, Wien München Bern (Beiträge zur Anaesthesiologie und Intensivmedizin)
2. Gibney RTN, Wilson RS, Pontoppidan H (1982) Comparison of work of breathing of high gas flow and demand valve continuous positive airway pressure. Chest 82:692–695
3. Gregory G, Edmunds LH, Kitterman JA, Phibbs RH, Tooley WH (1975) Continuous positive airway pressure and pulmonary and circulatory function after cardiac surgery in infants less than three months of age. Anesthesiology 43:426–431
4. Prince Watson S, Watson DC (1982) Anatomy, physiology, and hemodynamics of congenital heart disease. In: Ream AR, Fogdall RP (eds) Acute cardiovascular management – anesthesia and intensive care. Lippincott, London Mexico City New York St. Louis Sao Paulo Sidney, pp 569–605
5. Rowe MJ, Marchildon MB (1981) Pediatric trauma. In: Shoemaker WC, Thompson PW (eds) Critical care, State of the Art II, SCCM, K 1–39
6. Tammisto T (1980) Das magische Dreieck der balancierten Anästhesie. Anaesth Intensivmed 6:157–159
7. Tscherne H, Trentz O (1977) Mehrfachverletzungen. In: Heberer-Köhle-Tscherne (Hrsg) Lehrbuch der Chirurgie. Springer, Berlin Heidelberg New York
8. Wiedemann HP, Matthay MA, Matthay RA (1984) Cardiovascular-pulmonary monitoring in the intensive care unit (part 1). Chest 85:537–549

Balancierte Anästhesie
bei thoraxchirurgischen Eingriffen

K. van Ackern und M. Albrecht

Definition der balancierten Anästhesie

In den letzten Jahren hat sich als ein Fortschritt in der Anästhesiemethodik eine besondere Anästhesieform, die balancierte Anästhesie, entwickelt. Sie wurde in der Vergangenheit unterschiedlich definiert. Der Begriff „balanced anaesthesia" wurde erstmals von Lundy 1926 erwähnt. Er geht zurück auf eine Anästhesieform, die zwischen 1900 und 1911 von Crile propagiert wurde. Sie bestand aus der Kombination von Lokalanästhesie, Leitungsblockaden und Inhalationsanästhetika, um die toxische Konzentration der damals gebräuchlichen Inhalationsanästhetika Äther oder Chloroform zu vermeiden (nach Norlander, [17]). Die balancierte Anästhesie wird von uns verstanden als die Kombination eines intravenösen Analgetikums, z. B. Fentanyl, mit Inhalationsanästhetika und Muskelrelaxanzien. Sie unterscheidet sich damit von der intravenösen Kombinationsnarkose, z. B. der Neuroleptanalgesie, oder von der „balanced anaesthesia", wie sie im angloamerikanischen Schrifttum verstanden wird. Sie ist dort definiert als die Kombination eines intravenösen Analgetikums mit einem Sauerstoff-Lachgas-Gemisch, ohne Zusatz eines volatilen Anästhetikums.

Der Vorteil der balancierten Anästhesie, wie wir sie definieren, besteht darin, daß sich die einzelnen Substanzen so ergänzen, daß sie insgesamt in einer niedrigeren Dosierung angewandt werden können. Diese niedrige Dosierung bedeutet auch eine Verminderung der Nebenwirkungen, die dosisabhängig sind. Die Inhalationsanästhetika haben den Vorteil, daß sie über die In- und Exspirationsluft sehr schnell an- und abfluten und damit gut steuerbar sind. Diese gute Steuerbarkeit erlaubt es, die Narkosetiefe und Narkosedauer der jeweiligen operativen Situation anzupassen.

Die thoraxchirurgischen Eingriffe betreffen im wesentlichen Lungeneingriffe, Operationen am Herzen und an der thorakalen Aorta. Bei Eingriffen an der thorakalen Aorta stehen ganz entscheidend andere therapeutische Maßnahmen als etwa unterschiedliche Anästhesiemethoden im Vordergrund, z. B. die pharmakologische Senkung des Gefäßwiderstands, gegen den sich das linke Herz bei Abklemmen der Aorta entleeren muß, oder die Aufrechterhaltung einer ausreichenden zerebralen Perfusion. Deshalb werden diese Eingriffe ausgeklammert.

Grundsätzliche Schwierigkeiten beim Vergleich verschiedener Anästhesiemethoden

Im folgenden sollen die Vor- und Nachteile einer balancierten Anästhesie gegenüber anderen Allgemeinnarkoseverfahren abgewogen werden. Dieses sind die Neuroleptanalgesie und die reine Inhalationsnarkose.

Beim Vergleich verschiedener Narkosemethoden und Anästhetika fällt auf, daß in der Literatur hierüber wenig exakte Ergebnisse vorliegen. Dieses kann grundsätzlich 2 Gründe haben: Entweder besteht kein Unterschied, bzw. der Unterschied ist so gering, daß er nicht erfaßt werden kann; oder wir sind nicht in der Lage, die Wirkung verschiedener Anästhetika und Anästhesiemethoden exakt zu messen. Auf den ersten Blick scheinen wir hier nicht weiter zu sein als vor 40 Jahren. Manchmal wird auch behauptet: „Patienten sterben nicht durch die Anästhetika, sondern allein durch den Anästhesisten. Es spielt keine Rolle, welche Medikamente gewählt werden, wenn nur keine Fehler gemacht werden." Wenn dies stimmt, dann unterscheiden sich die Medikamente, die wir in der Anästhesie benutzen, von allen anderen Medikamenten in der Medizin. Die Entwicklung und die Fortschritte der klinischen Pharmakologie in den letzten 40 Jahren wären für die Anästhesie nicht relevant. Am besten läßt sich die Entwicklung der Pharmakologie mit einer Frage darstellen: Wie wäre der Stand der Anästhesie heute, wenn es keine Muskelrelaxanzien, keine Opioide und keine volatilen Anästhetika außer Äther und Chloroform gäbe?

Auch wenn keine exakt meßbaren Ergebnisse für den Vegleich verschiedener Anästhesiemethoden vorliegen, soll im folgenden versucht werden, die Vorteile der balancierten Anästhesie bei thoraxchirurgischen Eingriffen gegenüber anderen Anästhesiemethoden herauszuarbeiten, soweit dies möglich ist. Wir meinen, daß in Kenntnis der besonderen Pathophysiologie der zugrundeliegenden Krankheiten, der Operationsarzt, der Pharmakodynamik der einzelnen Medikamente sowie der klinischen Empirie bestimmten Anästhetika und Anästhesiemethoden Vorteile gegenüber anderen zuzusprechen sind, die bei ihrer Auswahl berücksichtigt werden könnnen.

Balancierte Anästhesie bei lungenchirurgischen Eingriffen

Sowohl bei der Neuroleptanalgesie als auch bei der balancierten Anästhesie wird Fentanyl als Analgetikum benutzt. Die von Fentanyl bekannte Thoraxrigidität kann, wenn sie auftritt, in der klinischen Praxis sowohl durch Droperidol als auch durch Inhalationsanästhetika verhindert werden. Welche Vorteile haben nun die volatilen Anästhetika im Rahmen der balancierten Anästhesie bei lungenchirurgischen Eingriffen?

Hier muß der Einfluß der Inhalationsanästhetika auf die Atemmechanik diskutiert werden. Dabei ist zwischen den Effekten von Inhalationsanästhetika bei normaler Atemmechanik und bei erhöhtem Atemwegswiderstand zu unterscheiden. Die volatilen Anästhetika Halothan und Enfluran beeinflussen Resistance und Compliance bei Patienten mit normalem Atemwegswiderstand nur wenig [11, 16, 18]. Diese geringen Effekte dürften, wenn sie überhaupt beobachtet werden, keine klinisiche Bedeutung haben. Grundsätzlich ist die Frage offen, ob ein normaler Tonus der Bronchialmuskulatur pharmakologisch überhaupt gesenkt werden kann [18].

Über die Wirkung von volatilen Anästhetika bei erhöhtem Atemwegswiderstand liegen einige tierexperimentelle Untersuchungen und Fallbeschreibungen vor. Kontrollierte klinische Studien sind hierüber jedoch nicht bekannt (nach Pasch [18]). Bei dem z.T. schwierigen Vergleich der unterschiedlichen tierexperimentellen und klinischen Ergebnisse läßt sich, bei aller Vorsicht, zusammenfassend folgendes feststellen: Aus zahlreichen klinisch-empirischen Berichten geht hervor, daß Halothan bei Asthma bronchiale zu einer Besserung dieses Krankheitsbilds führen kann [11, 18, 20, 21]. Deshalb galt bislang aus klinischer Erfahrung Halothan als das Narkotikum der Wahl bei Patienten mit erhöhtem Atemwegswiderstand. Es liegen jedoch auch positive Erfahrungsberichte mit Enfluran bei Patienten mit Asthma bronchiale oder Status asthmaticus vor [18]. Wieweit Halothan hier wirklich einen exakt meßbaren Vorteil hat, läßt sich nicht sicher beurteilen.

Tatsache ist jedoch, daß bei erhöhtem Atemwegswiderstand der balancierten Anästhesie unter Benutzung von Halothan oder Enfluran gegenüber einer reinen Neuroleptanalgesie Vorteile zuzusprechen sind. Diese Vorteile gelten prinzipiell auch für eine reine Inhalationsanästhesie. Um jedoch bei einer reinen Inhalationsanästhesie eine ausreichende Analgesie zu erreichen, werden sehr hohe Dosen dieser Substanzen benötigt, weil ihre analgetische Potenz gering ist. Eine solch hohe Dosierung der volatilen Anästhetika hat aber den Nachteil, daß die Nebenwirkungen, die ebenfalls dosisabhängig sind, stärker in den Vordergrund treten.

Es darf allerdings nicht unerwähnt bleiben, daß gerade bei Patienten mit erhöhtem Atemwiderstand ganz andere Gesichtspunkte eine Rolle spielen können als die Auswahl verschiedener Narkoseverfahren, z.B. die Form der Beatmung bei Asthmatikern mit hohen Volumina und geringer Atemfrequenz, die unabhängig von der Narkosemethodik durchgeführt wird [8].

Balancierte Anästhesie bei Herzoperationen von Patienten mit koronarer Herzerkrankung

Einen besonderen Vorteil hat die balancierte Anästhesie bei Patienten mit Herz- und Gefäßerkrankung. Dieses trifft ganz besonders auf die koronare Herzerkrankung und die Hypertonie zu. Deshalb beschränken wir uns im folgenden auf die koronare Herzerkrankung, die eine besondere epidemiologische Bedeutung hat, welche die von Patienten mit Herzvitien weit überwiegt. Wenn wir im folgenden auf die Besonderheiten einer Anästhesie bei aortokoronaren Bypassoperationen eingehen, so ist uns bewußt, daß eine Narkose hierbei im Zweifelsfall leichter durchzuführen ist als bei Patienten, die sich z.B. einer Cholezystektomie unterziehen und gleichzeitig an einer koronaren Herzerkrankung leiden. Denn bei Patienten, die zu einer aortokoronaren Bypassoperation kommen, liegt eine sorgfältige Vordiagnostik der koronaren Herzerkrankung, z.B. ein Koronarangiogramm, vor, die über das Ausmaß der

Erkrankung im Gegensatz zu einem Patienten mit Cholezystektomie exakte Auskunft gibt; außerdem ist durch die ursächliche Behandlung der Koronarerkrankung der Zustand der Patienten nach der Herzoperation in der Regel verbessert.

Die epidemiologische Bedeutung von Herz- und Gefäßerkrankungen geht aus folgender Statistik hervor: Nach den vorläufigen Ergebnissen des Statistischen Bundesamtes Wiesbaden für das Jahr 1982 starben in der Bundesrepublik insgesamt 715900 Personen. Bei 360500 waren Krankheiten des Herz-Kreislauf-Systems die Todesursache. Von diesen an Herz-Kreislauf-Erkrankung gestorbenen Bundesbürgern erlagen 131900 einer ischämischen Herzerkrankung, 82700 starben an den direkten Folgen eines Myokardinfarkts [2]. Es wird angenommen, daß bei den Erwachsenen der westlichen Bevölkerung etwa 20% an Hypertonie leiden. Für die Bundesrepublik Deutschland wird die Zahl der Hypertoniker einigermaßen verläßlich auf ca. 9 Mio. geschätzt. 6 Mio. davon sind als Hypertoniker bekannt, die Dunkelziffer beträgt 3 Mio. Die Gesamtletalität an Hochdruck und den sich daraus ergebenden Folgeerkrankungen wird mit ca. 25% angenommen [24].

Die wichtigste Folgeerkrankung der Hypertonie ist die koronare Herzerkrankung. Bei 60–70% der infolge einer Hypertonie Verstorbenen ist die Todesursache eine koronare Herzerkrankung. Damit stellen koronare Herzerkrankung und Hypertonie in den Industrienationen eines der großen ungelösten Gesundheitsprobleme dar. Der pathophysiologische Zusammenhang zwischen Hypertonie und koronarer Herzerkrankung ist in Abb. 1 dargestellt [24]. Aufgetragen ist die koronare Reserve des linken Ventrikels. Sie wird pharmakologisch be-

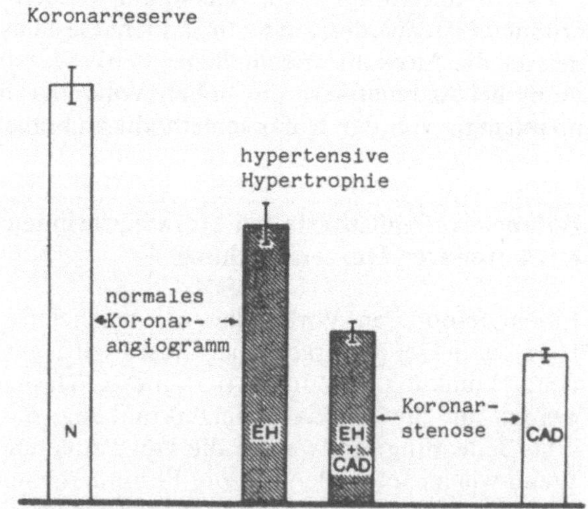

Abb. 1. Pathophysiologischer Zusammenhang zwischen koronarer Herzerkrankung und Hypertonie. Aufgetragen ist die Koronarreserve des linken Ventrikels, bestimmt durch Gabe von Dipyridamol. Patienten mit Hypertonie *(EH)*, jedoch ohne nachweisbare Stenosen im Koronarangiogramm haben eine gegenüber der Norm *(N)* deutlich verminderte Koronarreserve. Patienten mit Hypertonie und angiographisch nachgewiesenen Koronarstenosen *(CAD)* haben eine gleich geringe Koronarreserve wie normotone Koronarpatienten. (Nach Strauer [24])

stimmt durch die Gabe von Dipyridamol. Bei Patienten mit Hypertonie ohne nachweisbare Stenosen im Koronarangiogramm ist die Koronarreserve gegenüber der Norm schon deutlich eingeschränkt. Dies ist Folge der Mikroangiopathie der Herzgefäße bei Hypertonie, ein Phänomen, das auch mit dem Ausdruck „small vessel disease" beschrieben wird. Patienten mit Hypertonie und angiographisch nachgewiesenen Koronarstenosen haben eine gleich geringe Koronarreserve wie Patienten mit normotoner koronarer Herzerkrankung. Koronarpatienten mit Hypertonie sind bei gleich geringer Koronarreserve jedoch ungleich mehr gefährdet als normotone Koronarpatienten, denn jeder Anstieg des Blutdrucks bedeutet eine vermehrte Wandspannung des linken Ventrikels und damit einen vermehrten Sauerstoffbedarf. Dadurch wird das der koronaren Herzerkrankung zugrundeliegende Mißverhältnis zwischen Sauerstoffverbrauch des Myokards und Sauerstofftransport an das Herz weiter verschlechtert.

Die koronare Herzerkrankung bedeutet im Zusammenhang mit Anästhesie und Operation ein hohes Risiko. Statistiken, die hierzu in den letzten 40 Jahren veröffentlicht wurden, zeigen in diesem Zeitraum eine nahezu unveränderte unmittelbar intra- und postoperative Infarkthäufigkeit bei Patienten mit vorbestehender koronarer Herzerkrankung von ca. 6% (Tabelle 1). Bei der Beurteilung dieser Statistiken muß jedoch kritisch angemerkt werden, daß es sich mit Ausnahme der Mitteilung von Rao et al. [19] um retrospektive Studien handelt. Außerdem ist es sicherlich schwer möglich, Statistiken über 40 Jahre hinweg zu vergleichen, da sie unterschiedliche Narkosemethoden, unterschiedliche Operationen und unterschiedliche Vorerkrankungen der Patienten beinhalten. Deshalb meinen wir, daß die immer wieder genannte Zahl von ca. 6% perioperativen Infarkten bei koronaren Herzerkrankungen eher zufällig ist und nach dem heutigen Stand der klinischen Erfahrungen sicher zu hoch liegt. Aber auch die prospektive Studie, die Rao et al. 1983 veröffentlichten, mit einer perioperativen Infarktinzidenz von 1,9% ist ebenfalls nicht repräsentativ [19]. Gegen diese Studie gibt es einige wichtige Vorbehalte bezüglich der statistischen Auswer-

Tabelle 1. Häufigkeit des perioperativen Myokardinfarkts (in %)

Autor	Patient ohne KHK	Patient mit KHK
Master et al. 1938 [14]	–	5,6
Knapp et al. 1962 [10]	0,7	6,0
Topkins et al. 1964 [26]	0,66	6,5
Arkins et al. 1964 [1]	–	5,0
Mauney et al. 1976 [15]	–	8,0
Tarhan et al. 1974 [25]	0,13	6,6
Vormittag et al. 1975 [27]	–	8,4
Steen et al. 1978 [23]	–	6,1
Logue et al. 1978 [12]	–	8,7
Goldman et al. 1978 [9]	–	4,8
Eerola et al. 1980 [6]	–	6,7
Rao et al. 1983 [19]		
Gruppe 1 (1973–1976)	–	7,7
Gruppe 2 (1976–1982)	–	1,9

tung sowie auch klinischer Art [13]. Es wird sich zeigen, ob diese niedrige Inzidenz sich in Zukunft allgemein verifizieren läßt.

Der Vorteil der balancierten Anästhesie bei koronarer Herzerkrankung liegt im folgenden: Fentanyl in einer mittleren Dosierung von 10 µg/kg KG bewirkt nach den Untersuchungen von Sonntag et al. 1982 [22] nur eine geringe Änderung der myokardialen Durchblutung, des myokardialen Sauerstoffverbrauchs und der kardiovaskulären Hämodynamik. Das Verhältnis zwischen Sauerstoffverbrauch des Myokards und Sauerstoffantransport bleibt unverändert. Diese Argumente für Fentanyl gelten auch für die Neuroleptanalgesie. Die gute Steuerbarkeit der Inhalationsanästhetika jedoch erlaubt es, die Narkose an die kardiovaskuläre Instabilität der Patienten, eine der am häufigsten gesehenen Komplikationen bei dieser Krankheit, anzupassen.

Ein Beispiel einer solchen Anpassung der balancierten Anästhesie bei Patienten mit koronarer Herzerkrankung und Hypertonie in der Vorgeschichte soll anhand einer Untersuchung, die wir durchgeführt haben, dargestellt werden (van Ackern et al. [3]). Es handelt sich um 12 Patienten, die sich einer aortokoronaren Bypassoperation unterziehen mußten. Die Patienten wurden mit 3 mg/kg KG Luminal und 0,01 mg/kg KG Morphin i.m. prämediziert. Die Anästhesie wurde mit 0,2 mg/kg KG Etomidat, 0,1 mg/kg KG Fentanyl und 1 mg/kg KG Pancuroniumbromid eingeleitet. Die Patienten wurden nach 2–3 min Ventilation über eine Maske mit 100% Sauerstoff ventiliert. Die Beatmung wurde nach Intubation mit einem Servoventilator im halboffenen System mit einem Gasgemisch von 50% O_2:50% N_2O durchgeführt. Unmittelbar vor der Operation erhielten die Patienten 10 mg Droperidol und 0,5 mg Fentanyl i.v. Wenn bei diesen Patienten vor dem Anschluß der Herz-Lungen-Maschine der systolische Blutdruck 150 mm Hg überschritt, wurden erneut 0,5 mg Fentanyl i.v. gegeben, um sicherzustellen, daß die Analgesie ausreichend war. Da alle Patienten postoperativ routinemäßig beatmet wurden, spielte eine etwaige postoperative Atemdepression keine Rolle. Fiel der Blutdruck nach dieser Therapie nicht ab, wurde Enfluran in einer Konzentration von 1,2–1,8 Vol.-% zusätzlich appliziert. Die Gabe von Enfluran wurde so lange durchgeführt, bis ein systolischer Blutdruck von etwa 120 mm Hg erreicht war. Während dieser Zeit wurde der pulmonalkapilläre Verschlußdruck in kurzfristigen Intervallen von etwa 1 min gemessen. Erreichte der Blutdruck vor Beginn der Therapie extrem hohe Werte, oder ließ er sich nicht schnell genug durch Applikation von Enfluran vermindern, wurde eine Blutdrucksenkung durch Vasodilatatoren durchgeführt [7]. Diese Patienten sind in der Studie nicht enthalten.

Die hämodynamischen Veränderungen sind in Abb. 2–4 dargestellt. Die Herzfrequenz fällt um 15% ab, wohl als Ausdruck eines zentral sedierenden Effekts von Enfluran. Der systolische Blutdruck vermindert sich, wie erwünscht, von 173 ± 11 auf 115 ± 9 mm Hg. Der pulmonalarterielle Verschlußdruck verändert sich nicht signifikant. Ebenso unverändert bleibt der Cardiac index, der vor Enfluran bei 2,7 ± 0,3 und nach Enfluran bei 2,8 ± 0,3 l/min·m² liegt. Der gesamte periphere Widerstand fällt wie erwartet unter Enfluran um 21% ab. Der Widerstand im Strömungsgebiet der A. pulmonalis zeigt keine signifikanten Veränderungen. Fünf Patienten wurde Blut aus dem Sinus coronarius entnommen, der O_2-Gehalt bestimmt und die Sauerstoffgehaltsdifferenz zwischen arteriellem und koronarvenösem Blut berechnet. Die Sauerstoffdifferenz fiel bei jedem der Patienten um ca. 1 Vol.-% ab (Abb. 4). Eine statistische Analyse wurde wegen der geringen Zahl der Patienten nicht durch-

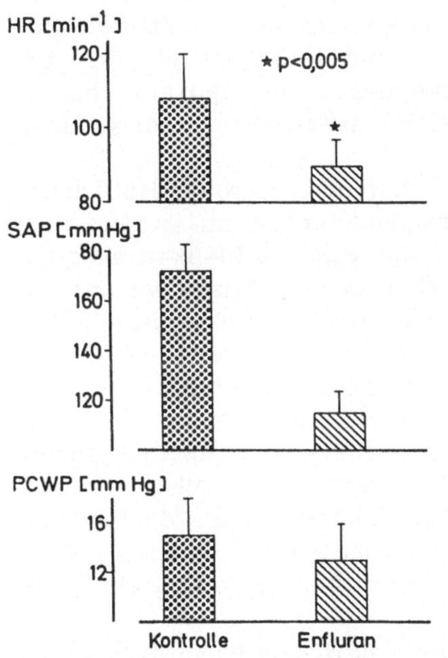

Abb. 2. Das Verhalten von Herzfrequenz *(HR)*, systolischem Blutdruck *(SAP)* und pulmonalkapillärem Verschlußdruck *(PCWP)* vor (Kontrolle) und nach Enfluranapplikation (Enfluran)

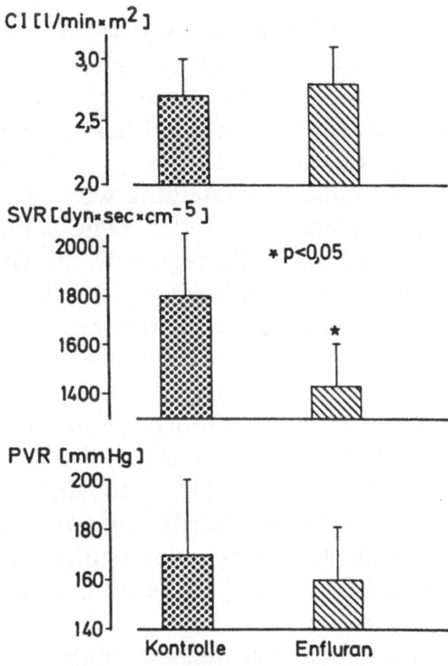

Abb. 3. Cardiacindex *(CI)*, gesamter peripherer Widerstand *(SVR)* und Widerstand in der A. pulmonalis *(PVR)* vor und nach Enfluranapplikation

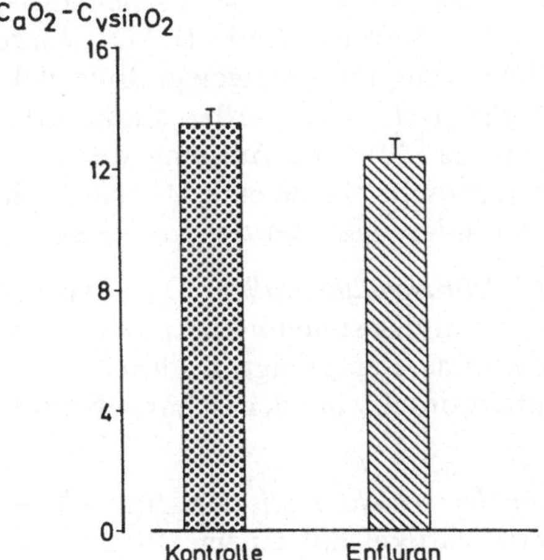

Abb. 4. Das Verhalten der arteriovenösen Sauerstoffgehaltsdifferenz bei 5 Patienten

geführt. Der Abfall der arteriokoronarvenösen O_2-Gehaltsdifferenz wurde jedoch bei jedem der gemessenen Patienten in diesem Ausmaß beobachtet.

Dieses sind Befunde, die bei Ischämie und begleitender Hypertonie für das gesamte Myokard erhoben wurden. Eine der wesentlichen Schwierigkeiten bei der anästhesiologischen Betreuung von Patienten mit koronarer Herzerkrankung liegt darin, daß zwar zahlreiche Ergebnisse über die Wirkung von Anästhetika auf die *globale* Myokardfunktion vorliegen, die Aussagen über die globale Myokardfunktion aber nicht ausreichend sind. Entscheidend wären Erkenntnisse über die *regionalen* Wandveränderungen bei Myokardischämie. Hier besteht eine entscheidene Wissenslücke. Wir haben versucht, diese Frage zu beantworten [4, 5].

Die exakte Fragestellung war: Wie wirkt Enfluran bei Koronarinsuffizienz? Dabei interessierten die regionalen Wandveränderungen im ischämischen Myokardbezirk: die regionale Durchblutung, die regionale Myokardfunktion, der regionale Stoffwechsel. Bei der Untersuchunsplanung haben wir uns von folgendem Gedanken leiten lassen: Die koronare Herzerkrankung ist definiert als das Mißverhältnis zwischen Sauerstoffbedarf des Myokards und O_2-Antransport an das Herz. Die Hauptdeterminanten des myokardialen Sauerstoffverbrauchs sind: Wandspannung, Herzfrequenz und Kontraktilität.

Das volatile Anästhetikum Enfluran führt dosisabhängig zu einer peripheren Vasodilatation und daraus folgend zu einer Minderung der systolischen Wandspannung des Myokards sowie zu einer mäßigen Depression der Myokardkontraktilität. Die Herzfrequenz bleibt weitgehend unbeeinflußt. Es erscheint uns von daher sinnvoll, Enfluran bei Patienten mit koronarer Herzerkrankung mit anzuwenden.

Wie lassen sich nun regionale Veränderungen in ischämischen Bezirken erfassen? Die Erfassung regionaler Veränderungen in ischämischen oder ischämiebedrohten Myokardbezirken ist unter klinischen Bedingungen nur beschränkt möglich, weil eine solche Messung notwendigerweise invasiv ist. Deshalb wurde ein tierexperimentelles Modell entwickelt, das standardisiert und reproduzierbar die klinische Situation einer Koronarstenose nachahmt. Als Versuchstiere wurden Hunde mit einem mittleren Gewicht von ca. 25 kg gewählt. In Abb. 5 ist der experimentelle Situs des Versuchsmodells schematisch dargestellt: Der Ramus descendens der linken Koronararterie (LAD) wurde nahe der Abgangsstelle am schlagenden Herzen sorgfältig freigelegt. Eine elektromagnetische Flußsonde und eine Mikrometerschraube wurden an die LAD angelegt. Durch Konstriktion der LAD auf ca. 20% des Ausgangswerts mit Hilfe der speziell konstruierten Mikrometerschraube wurde eine Myokardischämie hervorgerufen. Folgende regionale Veränderungen wurden gemessen:

Regionale Myokardfunktion mit Hilfe von 2 Ultraschallkristallen: Dazu wurden die stecknadelkopfgroßen Ultraschallkristalle in das subendokardiale Gewebe vorgeschoben. Der eine Kristall sendet, der andere empfängt. Dadurch wurde die exakte Erfassung des regionalen Kontraktionsablaufs der ischämiebedrohten Muskelfasern möglich.

Myokardiale Durchblutung in verschiedenen Herzschichten mit der Microspherestechnik: Dazu wurden radioaktiv markierte Partikel mit einem Durchmesser von 15 μm in den linken Vorhof injiziert.

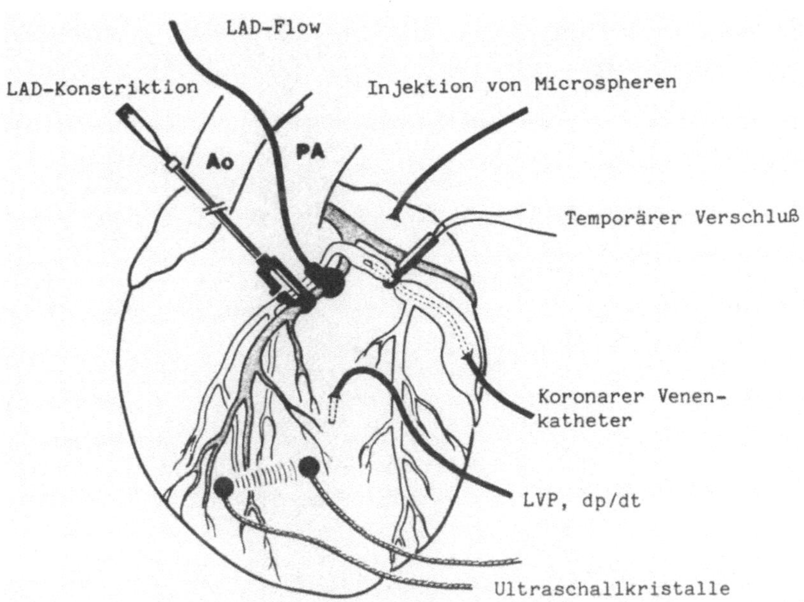

Abb. 5. Schematische Darstellung des experimentellen Situs: Der Ramus descendens *(LAD)* der linken Koronararterie wird mit Hilfe einer speziell konstruierten Mikrometerschraube so verengt, daß die mit dem elektromagnetischen Flowmeter gemessene Durchblutung auf 20% des Ausgangswerts reduziert wird. Die regionale Myokardfunktion wird im ischämischen Gebiet mit 2 Ultraschallkristallen gemessen, die myokardiale Durchblutung im ischämischen und nichtischämischen Myokardbezirk wird mit Hilfe von radioaktiv markierten Partikeln (Microspheres) bestimmt. Als wichtigster Stoffwechselparameter wird der Laktatspiegel selektiv im ischämischen Gebiet bestimmt. (Nach van Ackern et al. [5])

Regionaler Stoffwechsel: Dazu wurde der Laktatspiegel in dem Blut, das selektiv aus dem ischämischen Gebiet über einen Katheter in der V. cordis magna gesammelt wurde, gemessen. Nach Beendigung der Präparation wurden die Versuchstiere mit einem Sauerstoff-Raumluft-Gemisch beatmet in der Weise, daß der arterielle pO_2 zwischen 100 und 120 mm Hg lag. In Abb. 6 ist das Verhalten von mittlerem arteriellem Druck, Herzfrequenz und linksventrikulärem enddiastolischem Druck dargestellt. Auf der Abszisse sind wie in den folgenden Abbildungen die einzelnen experimentellen Phasen aufgetragen. Nach einer Kontrollphase von ca. 20 min wurde der LAD-Durchfluß 60 min lang auf 20% des Kontrollwerts vermindert (Myokardischämie). Nach Erreichen eines Steady state und 20minütiger Messung wurde dann Enfluran in einer exspiratorischen Konzentration von 1,5 Vol.-% appliziert. Nach weiteren 20 min wurde Enfluran abgesetzt.

Nach insgesamt 60 min Ischämie wurde dann die Stenose freigegeben. In Abb. 6 und 7 sind die Kontrolltiere, die dem gleichen Versuchsablauf unterzogen wurden, aber zum Zeitpunkt „Enfluran" kein volatiles Anästhetikum bekamen, nicht gesondert aufgeführt. Es zeigt sich bis zur Gabe von Enfluran zwischen diesen beiden Gruppen kein signifikanter Unterschied in der Hämody-

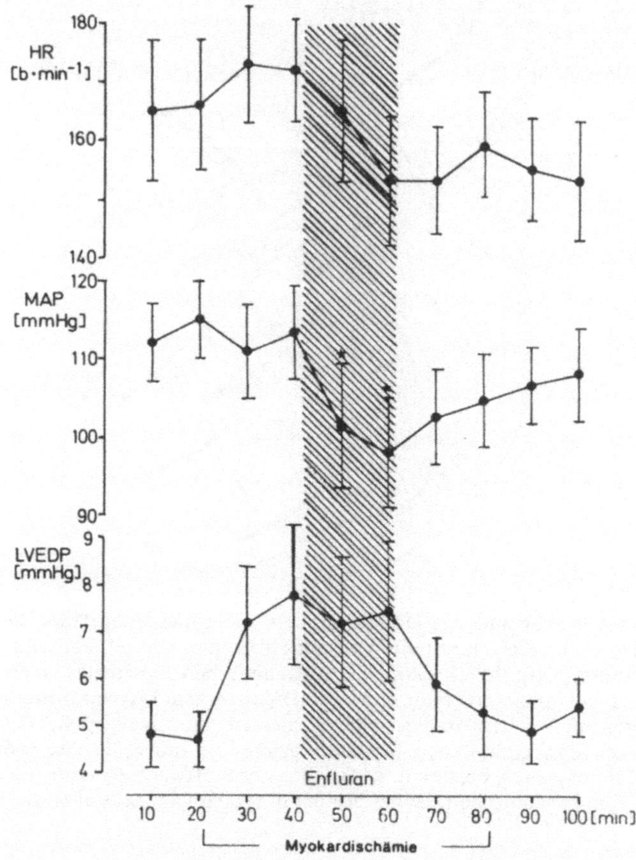

Abb. 6. Verhalten von Herzfrequenz *(HR)*, mittlerem arteriellem Druck *(MAP)* und linksventrikulärem enddiastolischem Druck *(LVEDP)*. Auf der *Abszisse* ist der Versuchsablauf dargestellt, zunächst: Kontrollperiode (0–10 min), myokardiale Ischämie für 60 min, Messung während Ischämie ohne Enfluran (10–30 min), während Enfluran (30–50, *schraffiert*), nach Absetzen von Enfluran (50–70 min), nach Aufheben der Stenose (70–90 min)

namik. Die Koronarstenose hat nur einen geringen Effekt auf den mittleren arteriellen Druck und den linksventrikulären enddiastolischen Druck. Der linksventrikuläre enddiastolische Druck steigt unter Ischämie in beiden Gruppen gering an. Die Kontraktilität vermindert sich entsprechend ebenfalls in beiden Gruppen im Mittel zwischen 14 und 17%. Das Herzzeitvolumen bleibt während der Koronarstenose annähernd unverändert. Unter Enfluran zeigen sich ähnliche hämodynamische Veränderungen wie sie aus Literatur und Klinik bekannt sind. Im vorliegenden Experiment fällt der mittlere arterielle Druck um 13%, die Herzfrequenz um 11% und der totale periphere Widerstand um 14%. In Abb. 8–10 sind die regionalen Veränderungen, denen unser eigentliches Anliegen galt, dargestellt. In Abb. 8 sind die mit den Ultraschallkristallen gemessenen Parameter aufgetragen, die enddiastolische Muskelfaserlänge

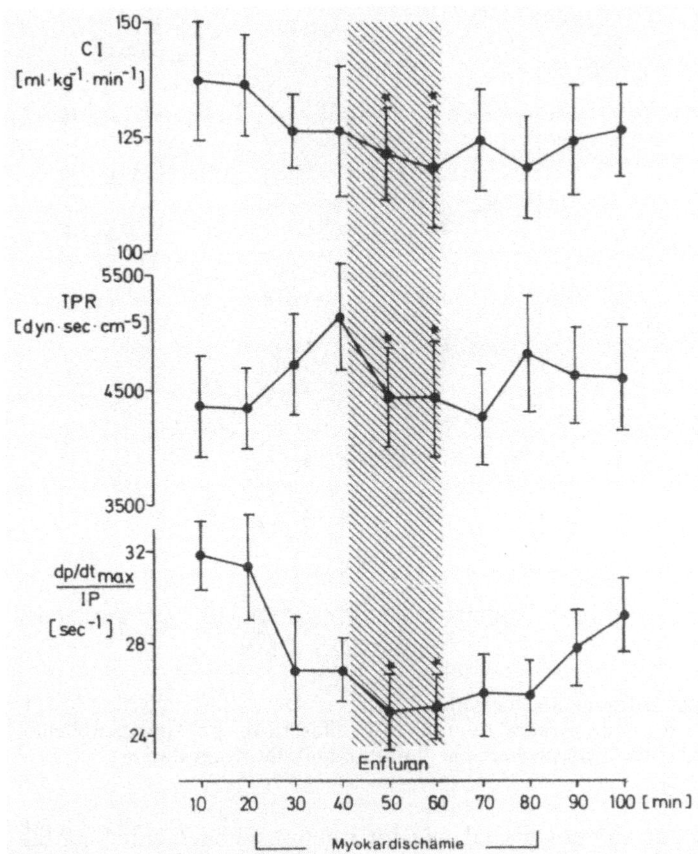

Abb. 7. Veränderungen von Cardiacindex *(CI)*, Gesamtem peripherem Widerstand *(SVR)* und Kontraktilität $\left(\dfrac{dp/dt\,max}{IP}\right)$

(EDL) und die regionale Kontraktion (Δ L). Akute Abnahme des LAD-Durchflusses auf 20% des Ausgangswerts führt zu einer Verminderung der regionalen myokardialen Kontraktion bei vermehrter diastolischer Faserlänge. Zusätzliche Applikation von Enfluran verursacht eine leichte Herabsetzung der lokalen Kontraktion. Die enddiastolische Faserlänge ist im Vergleich zur Kontrollgruppe signifikant vermindert. Hierfür sind die Abnahme der Nachlast und der gering negativ inotrope Effekt von Enfluran verantwortlich. Die Abb. 9 stellt die Veränderungen der regionalen Myokarddurchblutung dar, gemessen mit den Microspheres. Aufgetragen ist die Durchblutung in der am meisten ischämiegefährdeten subendokardialen Schicht, sowohl im ischämischen wie im nichtischämischen Gebiet. Aufgrund der Stenose nimmt zunächst die Durchblutung wie zu erwarten ab. Unter Enfluran ändert sich die Durchblutung im Ischämiegebiet nicht, im nichtischämischen Gebiet fällt sie gering ab.

Wenn nun, wie dargestellt, der periphere Kreislaufwiderstand, gegen den sich der linke Ventrikel entleeren muß, abfällt und wenn die Kontraktionskraft

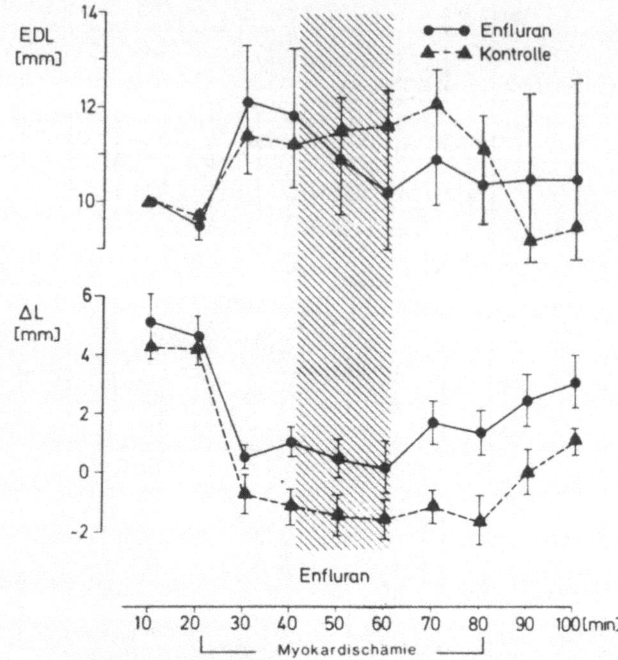

Abb. 8. Darstellung der mit Ultraschall gemessenen Parameter. Die enddiastolische Muskelfaserlänge *(EDL)* und die regionale Kontraktion der Muskelfasern im ischämischen Gebiet während der Systole *(Δl)* für die Versuchstiere mit Enfluran und die Kontrolltiere

vermindert ist, und zwar sowohl global wie im ischämischen Gebiet, müßte dieses bei ausreichendem Perfusionsdruck zu einer Reduzierung des myokardialen Sauerstoffverbrauchs und damit zu einer Verminderung des Ischämieausmaßes führen.

In Abb. 10 sind die metabolischen Veränderungen im Ischämiegebiet dargestellt. Unter Stenosebedingungen fällt die Laktatextraktion, bestimmt aus dem arteriellen Blut und dem Blut, das selektiv aus dem ischämischen Gebiet gewonnen wurde, ab. Die Laktatextraktion steigt dann aber unter Applikation von Enfluran signifikant an, während sie in der Kontrollgruppe weiter abfällt. Dieser Anstieg der Laktatextraktion ist als Zeichen einer verbesserten metabolischen Situation im Ischämiegebiet zu interpretieren. In der Kontrollgruppe verschlechtert sich die ischämische Situation weiter.

Diese Ergebnisse zeigen, daß unter standardisierten experimentellen Bedingungen einer ca. 80%igen klinisch nachgeahmten Koronarstenose das Ausmaß einer regionalen Myokardischämie unter Enfluran in der hier benutzten Dosierung vermindert ist. Enfluran wirkt demnach günstig auf eine Koronarstenose.

Bei allem Vorbehalt, experimentelle Ergebnisse auf die Klinik zu übertragen, läßt sich für die Anästhesie bei Koronarpatienten jedoch unserer Meinung nach feststellen: Enfluran ist eine Substanz, die durchaus sinnvoll bei Patienten mit koronarer Herzerkrankung angewandt werden kann.

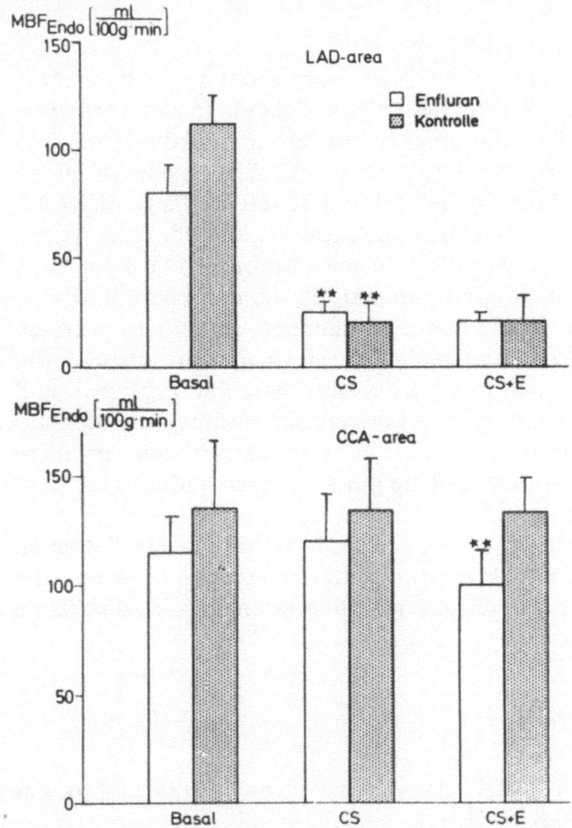

Abb. 9. Die Veränderungen der regionalen Durchblutung, hier aufgetragen für die am meisten ischämiegefährdete Schicht des Endokards, sowohl für das ischämische *(LAD-area)* wie das nichtischämische Gebiet *(CCA-area)*. *Basal* bedeutet Ausgangswerte, *CS* Messung während Stenose, *CS + E* Messung während Stenose und zusätzlicher Gabe von Enfluran. Zu diesem Zeitpunkt (CS + E) bekommen die Kontrolltiere kein Enfluran

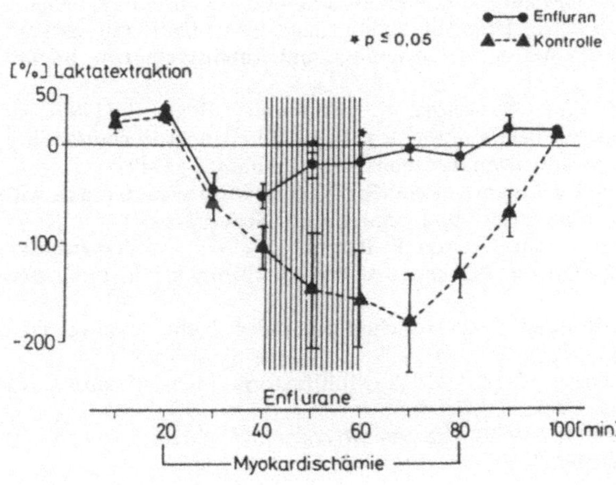

Abb. 10. Verhalten der Laktat-extraktion während der ver-schiedenen Meßphasen für Enfluran- und Kontrollgruppe

Zusammenfassung

Es ist grundsätzlich schwierig, verschiedene Narkosemethoden zu vergleichen, da objektive, meßbare Parameter hierzu weitgehend fehlen. In der vorliegenden Arbeit wurde versucht, die Vorteile einer balancierten Anästhesie im Vergleich zu anderen Allgemeinnarkosemethoden bei thoraxchirurgischen Eingriffen herauszuarbeiten. Als Grundlage zur Beurteilung galten die Pathophysiologie der zugrundeliegenden Krankheiten, die Operationsart, die Pharmakodynamik der einzelnen Medikamente sowie die klinische Empirie. Die klinischen Ergebnisse werden mit objektiv meßbaren Parametern, die unter standardisierten und reproduzierbaren experimentellen Bedingungen gewonnen wurden, untermauert. Der Vorteil der balancierten Anästhesie liegt zum einen darin, daß die einzelnen Medikamente sich in dieser Kombination so ergänzen, daß sie insgesamt in ihrer Dosis reduziert werden können und dadurch die dosisabhängigen Nebenwirkungen gemindert werden. Zum anderen bieten vor allem die Inhalationsanästhetika den Vorteil, daß sie gut steuerbar sind und im Rahmen dieser Anästhesieform eine Anpassung der Narkose an die jeweilige intraoperative Situation des Patienten erlauben. Dies gilt vor allem für Patienten mit koronarer Herzerkrankung und Hypertonie, deren Hauptgefährdung die kardiovaskuläre Instabilität mit der daraus resultierenden Myokardischämie ist.

Literatur

1. Arkins R, Smessaert AA, Hicks RG (1964) Mortality and morbidity in surgical patients with coronary artery disease. JAMA 190:485
2. Ackern K van, Albrecht M (1985) Präoperative Befunderhebung und Vorbehandlung von Erkrankungen des Herzkreislaufsystems und deren Einfluß auf Narkosekomplikationen. In: Just OH, Wiedemann K (Hrsg) Die anaesthesiologische Poliklinik. Thieme, Stuttgart New York, S 17–25
3. Ackern K van, Franke N, Peter K, Schmucker P (1979) Enflurane in patients with coronary artery disease. Acta Anaesthesiol Scand [Suppl] 71:71
4. Ackern K van, Mittmann U, Brückner UB, Vetter HO, Madler C, Victor H (1982) Vorgehen bei Patienten mit Hypertonie und koronarer Herzerkrankung – Klinische und experimentelle Aspekte. In: Peter K, Jesch F (Hrsg) Inhalationsanaesthesie heute und morgen. Springer, Berlin Heidelberg New York (Anaesthesieologie und Intensivmedizin, Bd 149, S 217f)
5. Ackern K van, Vetter HO, Brückner UB, Madler C, Mittmann U, Peter K (1985) The effects of enflurane on myocardial ischemia in the dog. Regional changes in contractility, blood flow, and metabolism in severe coronary stenosis. Br J Anaesth 57:497
6. Eerola M, Eerola R, Kaukinen S, Kaukinen L (1980) Risk factors in surgical patients with verified preoperative myocardial infarction. Acta Anaesthesiol Scand 24:219
7. Franke N, Schmucker R, Ackern K van, Kreuzer E, Reichart B (1979) Antihypertensive Therapie mit Nitroglycerin während der Narkose bei koronarchirurgischen Eingriffen. Anaesthesist 28:484
8. Geiger K, Bethke U (1982) Anästhesie bei bronchopulmonalen Nebenerkrankungen. Anasth Intensivther Notfallmed 17:264
9. Goldman L, Caldera DL, Nussbaum SR et al. (1977) Multifactorial index of cardiac risk in noncardiac surgical procedures. J Med 297:845
10. Knapp RP, Topkins MJ, Artusio JF (1969) The cerebrovascular accident and coronary occlusion in anesthesia. JAMA 182:332

11. Lehane JR, Jordan C, Jones JG (1980) Influence of halothane and enflurane on respiratory airflow resistance and spezific conductance in anaesthetized man. Br J Anaesth 52:773
12. Logue RB, Kaplan JA (1978) Surgery in patients with heart disease: medical management in non-cardiac surgery. In: Hurst JW (ed) The heart, 4th edn. McGraw-Hill, New York, p 1762
13. Lowenstein E, Yusuf S, Teplick R (1983) Perioperative myocardial reinfarction: a glimmer of hope – a note of caution. Anesthesiology 59:493
14. Master AM, Drack S, Jaffee HL (1938) Postoperative coronary artery occlusion. JAMA 110:1415
15. Mauney FM, Eber PA, Sabiston DG (1970) Postoperative myocardial infarction: a study of predisposing factors, diagnosis and mortality in high risk patients. Ann Surg 172:497
16. Morr-Strathmann U, Welter J, Lawin P (1977) Die Beeinflussung physiologischer Atemgrößen durch Ethrane und Halothan. Anaesthesist 26:165
17. Norlander O (1982) „Balanced anaesthesia" als Alternative. In: Peter K, Jesch F (Hrsg) Inhalationsanästhesie heute und morgen. Springer, Berlin Heidelberg New York (Anaesthesiologie und Intensivmedizin, Bd 149, S 262–265)
18. Pasch T, Kamp HD, Grimm H, Habich G, Petermann H (1985) Der Einfluß von Inhalationsanästhetika auf die Atemmechanik. In: Peter K, Martin E (Hrsg) Inhalationsanaesthesie heute und morgen. Springer, Berlin Heidelberg New York Tokyo (Anaesthesiologie und Intensivmedizin)
19. Rao TLK, Jacobs KH, El-Etr AA (1983) Reinfarction following anesthesia in patients with myocardial infarction. Anesthesiology 59:499
20. Schwartz SH (1984) Treatment of status asthmaticus with halothane. J Am Med Assoc 251:2688
21. Snider SM, Papper EM (1961) Anesthesia for the asthmatic patient. Anesthesiology 22:886
22. Sonntag H, Larsen R, Hilfiker O, Kettler D, Brockschneider B (1982) Myocardial blood flow and oxygen consumption during high-dose Fentanyl anesthesia in patients with coronary artery disease. Anesthesiology 56:417
23. Steen PA, Tinker JH, Tarhan S (1978) Myocardial infarction after general anesthesia. JAMA 239:2566
24. Strauer BE (1984) Das Hochdruckherz. Springer, Berlin Heidelberg New York Tokyo
25. Tarhan S, Moffitt EA, Taylor WF, Giuliani ER (1972) Myocardial infarction and surgery. JAMA 220:1451
26. Topkins MJ, Artusio JF (1964) Myocardial infarction and surgery. Anesth Analg Curr Res 43:716
27. Vormittag E, Kohn P, Zekert F, Grabner H (1975) Risikofaktoren des postoperativen Myokardinfarktes. Dtsch Med Wochenschr 100:1365

Sachverzeichnis

Afterload 2, 5, 27, 90
Alcuronium 21
Alfentanil 31
ambulante Narkose, s. Narkose
Amnesie 13
Anästhesie
- ~risiko 9–11, 14
- ~todesfälle 9f.
- ~zwischenfälle 9f.
Analgesie 12, 20, 66, 85
Analgetika 12f., 16, 20, 31, 71, 75, 80f.
-, morphinartige 18
Angst 12
Antagonisierung 21f., 40, 46, 60f.
Antagonist 32, 46
Anticholinergika 11, 16, 18
Aspiration 11, 25, 31, 33, 58, 66
Asthma bronchiale 82
Atelektasen 59, 66
Atem
- ~depression 19, 27f., 31, 85
- ~frequenz 3, 27, 59, 82
- ~insuffizienz 11, 21, 31
- ~minutenvolumen 3, 18f., 27, 37, 42
- ~muskeln 2
- ~wegsobstruktion 11
- ~wegswiderstand 2f.
Atosil 72
Atracurium 32, 61f., 64
Atropin 11, 14, 18, 21–23, 35, 46, 61,
 66f., 72, 75f., 78
Aufwachphase 11
Azidose 3, 60, 66

Barbiturate 13, 16–18, 75
Beatmung 19f., 32, 36–38, 41, 75, 82, 85
- ~druck 37, 40
Bellafolin 71f.
Benzodiazepine 17
Blut
- ~druck 40, 43f., 60, 64, 66, 75, 78,
 85f.
- ~gasanalyse 42f., 75
- ~verlust 10

Chlorprothixen 12f.
Cholinesterasehemmer 46
Compliance 3, 59, 81
-, Lungen~ 2
CPAP 59, 75, 77

Dehydratation 51
Diazepam (Valium) 13, 17, 21, 72
Dipyridamol 83f.
Dolantin, s. Pethidin
Droperidol 81, 85
Druck (Drücke), s. p, CPAP, PEEP

Einschlafdosis 17
EKG 43
endexspiratorischer Druck, s. p, PEEP
Endotrachealtubus 11
Enfluran 18–20, 22, 26, 31, 73, 81f., 85–
 93
Etomidat 17, 85
Extubation 11, 60

Fentanyl 20f., 31, 75f., 80f., 85
Fetus 4
Flow (Fluß)
-, Frischgas~ 36, 37
-, Gas~ 2
Fluothan, s. Halothan
Flüssigkeitskarenz 13
Fortral, s. Pentazocin
Frühgeborenes 3, 6–8, 23, 33, 49, 53, 58,
 61, 63f., 78
funktionelle Residualkapazität, s. Residu-
 alkapazität

Gasaustausch 1
Geburt 1–7, 49
glomeruläre Filtration 6
- - ~rate (GFR) 6, 7, 49
Glukose 53f., 62f.
Glykopyrrholat 11, 18

Halothan (Fluothan) 16, 18–20, 22, 26–
 31, 71, 73, 76, 81f.

96   Sachverzeichnis

Halothan-Lachgas-Sauerstoff-Gemisch 38
Herz
- ~erkrankung, s. koronare Herzerkran-
  kung
- ~frequenz 6, 22, 40, 43, 78, 85–89
- ~minutenvolumen 18, 22, 75
- ~zeitvolumen 4f., 18–20, 89
Histamin 22f.
Hyperkapnie 3
Hypertonie 82–85, 87, 93
Hypnomidat 76
Hypnotika 16, 31
Hypoglykämie 62f.
Hypoventilation 11
Hypovolämie 61, 77
Hypoxie 3, 60, 63, 66

Infusion 12
- ~therapie 49f., 52, 54
Inhalation 14
- ~anästhesie 14, 82
- ~anästhetika 11, 25f., 29f., 32, 76,
  80f., 85, 93
- ~einleitung 17, 25, 35, 76
- ~narkose, s. Narkose
- ~narkotika 16, 18–20, 22
Intubation 19, 22, 26, 28–35, 60, 65, 70,
  74–76, 85
- ~schwierigkeiten 11
Isofluran 18–20, 22, 26–31, 71, 73, 76
i.v.-Einleitung 12, 25, 35, 76

Kalium 53f.
Kalziumglukonat 78
Ketamin (Ketanest) 17, 23
Kleinkind 12f., 17, 31, 34, 37f., 50
Komplikationen 11
Kontraktilitätsindizes 5
koronare Herzerkrankung 82–85, 87, 93
koronare Reserve 83f.
Körper
- ~gewicht 6
- ~temperatur 45, 62, 75
Kreislaufstillstand 11

Lachgas 18–20
- ~-Sauerstoff-Gemisch
  (N_2O—O_2) 20f., 29, 31, 64, 76, 80, 85
Laryngobronchospasmus 18
Laryngospasmus 11, 22, 25, 66
Lokalanästhesie, -anästhetika 16f., 20, 80
Luminal 72, 85
Lungen
- ~compliance, s. Compliance
- ~durchblutung 4
- ~volumen 2
-, s. auch Shunt

MAC-Wert 19, 22, 25, 31
Maske
- ~einleitung 26, 31, 71
- ~narkose, s. Narkose
Megaphen 72
Methohexital 13f., 17f., 31
Midazolam 12f., 31
Mogadan 72
Morphin (Morphium) 20f., 72, 75f., 78,
  85
Muskelrelaxanzien, -relaxierung 16, 20–
  23, 30–32, 46, 61f., 80f.

Nachlast, s. Afterload
Nahrungskarenz 12
Naloxon 32, 46
Narkose
-, ambulante 69f., 79
- ~einleitung 11, 13, 17f., 21, 71, 73,
  75f.
- ~-, i.v. 17, 67
- ~-, rektal 18
-, Inhalations~ 17f., 20, 81
-, Masken~ 71
- ~risiko 79
- ~system 35–38
- ~todesfälle 9
Natrium 52–55
- ~bikarbonat 27
Neostigmin 21f., 46
Neugeborenenniere, s. Niere
Neugeborenes 1–8, 18f., 21, 23, 25, 33,
  42, 44–46, 49f., 53, 57–67, 77
Neuroleptanalgesie 80–82, 85
Neuroleptikum 12
Niere 6–8, 50
Nor-Allyl-Toxiferin 61
Notfall 74–77, 79

O_2 (Sauerstoff)
- 100%iger ~ 85
- ~-Antransport 85, 87
- ~-Bedarf 84, 87
- ~-Dissoziationskurve 3
- ~-Gehaltsdifferenz 85–87
- ~-Konzentration, inspiratorische 40f.,
  63
- ~-Raumluft-Gemisch 88
- ~-Sättigung 3
- ~-Transport 3, 84
- ~-Verbrauch 5, 22, 59, 84f., 87, 91
Obstruktion 11
Opiate (Opioide) 16, 20, 32, 46, 81
Oxymetrie, s. Pulsoxymetrie

paO_2 2, 5
pCO_2 1, 27, 38, 41

pCO_2, endexspiratorisch gemessen   41
pO_2 38, 41, 88
Pancuronium   21f., 61, 76, 78, 85
PEEP   59, 77
Pentazocin (Fortral)   12f., 72
Perspiratio insensibilis   7, 49, 52
Pethidin (Dolantin)   20f., 64, 71f.
pH   1
Phenobarbital   64
Prämedikation   11-14, 18, 20, 31, 65f.,
   70-72, 75
-, i.m.   71
-, oral   13
-, rektal   13
Präoxygen(is)ierung   19, 75
Preload   76
Prostigmin   61
pulmonaler Blutfluß   1
- Gefäßwiderstand   4
- Shunt, s. Shunt
Pulsoxymeter, -oximetrie   42, 47, 64
Pyridostigmin   21f., 46

Residualkapazität, funktionelle   2f.
Resistance   59, 81
Risikogruppen   10, 74
Rohypnol   71f.

Sauerstoff, s. O_2
Säugling   11f., 19f., 22, 25, 31, 33-35,
   37f., 49f., 54, 77

Schmerzen   12
Scopolamin   18
Sedativa   16, 70, 75
Sedierung (Sedation)   12f., 18, 72
Shunt   2, 4
Spontanatmung   1
Stethoskop, präkordiales   40, 43
Succinylcholin   11, 18, 20-22, 26, 29f.,
   32, 35, 62, 75f.
Suprarenin   78

Taractan   72
Thalamonal   71f.
Thiopental   13f., 17, 21, 61, 64, 75f.
Tubocurarin, d-~   22, 61

Vagolyse   18
Vagolytika   66f.
Valium, s. Diazepam
Vecuronium   21, 23, 28-32, 61f.
Venen
- ~punktion   14
- ~zugang   10
Ventilations-Perfusions-Verhältnis   2
Volumen
-, ~belastung   5
-, ~substitution   10

Wirkdauer   17